KB138586

하루
108배,
내 몸을 살리는 10분의
기적

*

하루 108배,
내 몸을 살리는 10분의 기적

-

초판 1쇄 발행 2018년 5월 11일

지 은 이   김재성

펴 낸 이   김경옥

마 케 팅   서정원

펴 낸 곳   도서출판 다옹

출판등록번호   제 406-2017-000124호

주 소   경기도 파주시 문발로 405 204호

　　　　서울특별시 마포구 월드컵북로 162-4 1층(편집부)

전 화   (031)932-6777(본사), (02)326-4200(편집부)

팩 스   (02)336-6738

이 메 일   aromju@hanmail.net

ISBN   979-11-962237-3-1

이 도서의 국립중앙도서관 출판시도서목록(CIP)은 서지정보유통지원시스템 홈페이지(http://seoji.nl.go.kr)와
국가자료공동목록시스템(http://www.nl.go.kr/kolisnet)에서 이용하실 수 있습니다.(CIP제어번호: CIP2018014107)

도서출판 다옹은 (주)아롬주니어의 일반 단행본 브랜드입니다.

하루 108배,
내 몸을 살리는 10분의 기적

김재성 지음

도서출판 다흥

108배, 평생을 벗할 수 있는 운동

"성인 불치이병 치미병 聖人 不治已病 治未病"이라 하였다. 현명한 의사는 이미 든 병을 고치기보다는 병이 들지 않도록 미리 예방한다는 뜻이다.

한의학의 고전 『황제내경黃帝內經』에 실린 글이다. 김재성 박사의 『하루 108배, 내 몸을 살리는 10분의 기적』을 읽으면서 나는 실로 오래간만에 마음 한 편에 새겨두고 있던 이 글귀를 다시금 떠올리게 되었다.

저자가 이야기하는 108배 운동은 병이 들기 전에 미리 몸과 마음을 다스려 질병을 예방한다는 한의학적 양생관에 가장 부합하는 운동이다. 이 책에서 강조하고 있듯이 108배는 시간과 비용, 연령과 장소에 구애받지 않고 누구나 할 수 있는 운동이면서, 전신운동으로써 우리 온몸의 기혈을 원활히 순환시켜 질병으로부터 우리의 몸을 온전히 지켜낼 수 있게 한다. 그뿐 아니라 108배를 하게 되는 도중에 자연스럽게 익혀지는 단전호흡은 우리의 생명력을 고양시키고 마음에는 평화가 깃들게 한다. 몸과 마음을 함께 건강하게 할 수 있는 운동, 그러면서도 연령과 질병의 유무를 막론하고 평생을 벗할 수 있는 운동, 이것이 바로 108배 운동이다.

이 책의 생명력은 한의사인 저자 스스로 108배 운동을 통하여 건강을 회복하고, 이후 가족들에게, 친지와 친구들에게, 그리고 이제는 환자들에게 108배 운동을 권하여 이를 통해 건강을 회복해가는 체험이 한의학적 관점을 토대로 생생하게 그려지고 있다는 점에 있다. 한편으로는 한의학 용어로 인해 자칫 어려워질 수 있는 내용을 평이한 문체로 서술하여 보다 많은 사람들이 한의학적 양생법을 체험할 수 있도록 한 것도 이 책의 장점이다.

돌이켜보면 책을 펴낸 김재성 박사는 교수로서 한의과대학에서 후학들에게 강의를 할 때도, 해외의 낯선 오지에서 의료봉사를 할 때도, 그리고 한의사로서 임상에서 환자들을 진료할 때도 늘 웃음을 잃지 않고 열정적으로 강의와 진료에 임해왔다. 그런 그의 학문에 대한 열정과 사랑의 마음이 108배 운동으로 피어나지 않았나 생각된다. 이 책의 곳곳에 배어 있는 한의학에 대한 무한한 신뢰와 애정을 만나는 것 또한 한의사협회장으로서 반갑지 않을 수 없다.

모쪼록 이 책을 통해 108배 운동이 심신의 건강을 지켜낼 수 있는 국민운동으로서 널리 보급되어 국민건강에 커다란 도움이 되었으면 한다는 말로 추천의 글을 대신하고자 한다.

엄종희 | 대한한의사협회 회장

몸의 건강과 마음의 평정을
동시에 부르는 108배

스님 이 글을 한번 읽어주시겠어요?

가까이 계시는 스님의 청에 대수롭지 않은 마음으로 받아든 책 이름이 특이했다. "정말 좋구나 108배 운동"(가제본의 제목)이란 글귀가 먼저 눈에 띈다. 다분히 종교적인 문구다. 그리고 저자가 한의사란 점에서 흥미를 갖고 한 줄 한 줄 읽어 내려갔다.

저자를 일면식한 적이 없지만 불자가 아닌 분이 이토록 불교의 한 수행 방법을 터득하여 고통받는 환자들에게 평안과 회복을 안겨주고 있다는 사실에 탄복하지 않을 수 없었다.

자연의 이치와 섭리를 가까이 하는 것이 자신의 본성을 찾는 것이고, 마음의 평정을 찾을 수 있는 것은 탐貪 · 진瞋 · 치癡 삼독을 놓아 버리는 데에 있다. 마음을 닦고자 하는 수행은 자아를 발견하게 되고 진정한 평온을 갖게 되는 것이다. 좀더 종교적인 표현으로 말한다면 마음이 평온할 때 사람은 여유로워지고 마음이 너그러워지고, 이런 마음에는 만족할 줄 알게 되어 매사에 감사하는 마음을 갖게 되고 기뻐할 줄 알게 되니 자연히 마음에서부터 좋은 기가 충만하게 되고, 이로 인해 오장육부의 모든 기능이 한결 원활하게 되는 것이다. 저자는 글에서 "한 배 한 배 절을 하면서 내 마음의 이기심과 나태함과 탐욕과 사기를 털어내는 수행 과정을 통해서 마음의 건강을 찾고 이를 통해 육신의 건강까지 되돌리고자 한다"고 했다. 자연의 참 이치를 깨닫고 이 수행 방법을 통해 환자들의 건강을 되찾을 수 있다는 사실을 깨우쳐주는 것은 사실 놀랍고 경이롭기까지 하다.

종교인도 아니고 수행승도 아닌 한의사가 깊은 통찰력과 한방의 응용력으로 새로운 건강백서를 내놓은 그 노력을 높이 평가하고 싶다. 한마디로 자연의 이치와 섭리를 깨우치고 알아 108배를 통해 마음의 평정을 갖게 함으로써 신진대사를 원활하게 하고 이를 한방과 함께 육신의 병을 치유케 한 한의사의 대단한 발견은 이 책을 읽는 사람들을 놀라게 한다.

108배는 중생의 몸이나 마음을 번거롭게 하고 괴롭히고 어지럽히고 미혹하게 하는 번뇌를 놓게 하여 마음의 평정을 찾고자 하는 데 그 목적이 있기에 환자들뿐 아니라 건강한 사람들에게도 이 운동법은 정신과 육신의 건강에까지 큰 역할을 하는 치료법이 될 수 있을 것이다.

이러한 깨달음의 경지에 자신도 모르게 한 발 앞설 수 있는 것은 일상적인 헌신과 희생정신, 늘 중생에게 봉사하려는 마음이 있었기에 성취할 수 있었을 것이라 생각되어 존경과 감사한 마음이 더욱 앞선다.

목탁-혜은* 합장
*시대불교신문사 발행인, 미얀마 명예대사, 대한불교 조계종 혜은정사 주지

108배로 되찾은 건강, 그 기적의 체험을 나누고 싶다

몸의 건강과 마음의 평화는 누구나 간절히 바라는 소망일 터이다. 몸이 건강해야 온전히 내 몸의 주인 노릇을 할 수 있을 것이고, 마음이 평화로워야 탐욕과 미움과 다툼의 질곡에서 벗어날 수 있을 것이다. 내가 내 몸을 돌보지 않고 함부로 대할 때 사기邪氣가 침범하여 내 몸을 망칠 것이고, 내 마음이 평화롭지 못할 때 온갖 탐욕스러운 마음에 참된 마음을 내어주고 휘둘리게 되는 것이다.

'오체투지 108배 운동'은 건강한 몸과 평화로운 마음에 이르기 위한 건강 비결이다. 한 배 또 한 배…… 절을 해가며 나는 내 마음의 이기심과 나태함과 탐욕과 사기邪氣를 털어낸다. 머리카락에서부터 돋은 땀이 한 방울 한 방울 이마를 타고 흘러내릴 때 나는 진정한 자아에 다가선다. 나는 본래 가진 것도 하나 없고, 두려운 바도 없고, 아무것도 욕망하지 않은 존재였다. 바로 그런 순수한 존재로 태어났지만, 차차 나이를 먹고 풍파를 겪으면서 가진 게 많아지고, 행여 그 가진 것을 잃진 않을까 염려하여 두려움에 사로잡히게 되었다. 듣고 보는 게 많아지니 욕망하는 바도 끝없이 커졌다. 그러면서 부모님이 그렇게 소중히 여기던, 당신들의 몸보다 더 소중히 여기던 내 몸을 또 얼마나 함부로 대하며 살아왔는가. 108배를 하며 나는 먼 곳으로부터 와 지금 여기에 서 있는 내 삶의 의미를 하나하나 되짚어본다.

나는 한의사다. 20년 넘게 한 동네에서 한의원을 하며, 많은 사람을 만나왔다. 한때는 그들의 아픔을 내 손으로 치료하겠다는 생각으로 진료에 임하였지만, 이제는 그들의 아픔을 진정으로 함께 나눌 수만 있어도 의사 노릇으로 충분하다고 생각하게 되었다. 진정한 치료는 의사가 하는 것이 아니라 자신이 하는 것이기 때문이다. 의사는 다만 길을 일러줄 뿐이다.

오체투지 108배 운동은 내게 천명天命과 같다. 나는 108배 운동을 하면서 건강을 되찾고 마음의 평화를 얻었다. 108배를 통하여 새로운 나로 거듭날 수 있었고, 그 효과에 탄복하여 가까운 지인들에게 108배를 권하였고, 나중엔 환자들에게도 108배를 권하게 되었다. 진료실에서 나는 환자들에게 직접 108배 요령을 시범해 보인다. 한 곳의 경혈에 침을 더 놓는 것보다 그것이 더 오랫동안 환자의 몸과 마음을 건강하게 하는 데 효과적이리라는 믿음에서이다.

내가 처음으로 108배 운동을 접하게 된 것은 그리 오래된 일이 아니다. 막역한 친구인 강민구 서울중앙지법 부장판사가 성인병으로 쓰러졌다는 소식을 들은 것이 지난 2001년 12월이니,

지금으로부터 5년 전의 일이다.

당시 대구지법 부장판사로 있던 강 판사는 성품이 근실하고 올곧아 친구들 사이에 신뢰가 깊었다. 체격이 건장하고 평소 건실한 생활을 해온 사람이라 처음엔 그가 성인병으로 쓰러졌다는 소식이 믿기지 않았다. 오랜 세월 우의를 나눠온 친구에게 병마가 닥쳤다는 사실에 나는 큰 충격을 받았으며, 어느덧 50대 문턱에 이른 나의 건강을 새삼 돌아보게 되었다.

그런 그가 108배를 통해 건강을 회복하였다는 소식을 전해온 것은 그로부터 불과 3개월 뒤의 일이었다. 그는 난치에 가깝다는 성인병을 108배를 통해 완벽하게 극복했을 뿐 아니라 오히려 전보다 더욱 건강한 몸이 되어 한결 정력적으로 일하고 있다는 것이다. 절망적인 병마를 '가뿐하게 물리쳐 버린' 기쁨이 컸던 탓일까, 학구적인 그는 그 짧은 시간에 자신의 투병 경험을 토대로 「108배 큰절 수련에 관한 경험적 연구」라는 묵직한 리포트까지 작성하여 내게 보내왔다.

이 일을 계기로 나는 108배를 새로운 시각으로 보게 되었다. 처음에는 나 자신부터 그 효과에 대해 반신반의했다. 정말 의학적으로 그런 일이 가능한 것일까. 하지만 108배를 시작한 지 일주일, 나는 놀라운 체험을 하게 되었다. 늘 피로에 못 이겨 아침이면 간신히 일어나곤 하였는데 108배로 인해 아주 가뿐한 아침을 맞이할 수 있게 된 것이다. 2주가 지나자 소변이 맑게 변하면서 소변줄기가 힘차게 나왔다. 하루도 빠짐없이 아침마다 108배

하루 108배, 내 몸을 살리는 10분의 기적

를 하기 시작한 지 2개월, 듬성듬성하던 머리숱이 몰라보게 빽빽해졌다. 하루 종일 침을 놓기 위해 허리를 구부리면서 일을 해 직업병이라고 생각했던 만성적인 요통도 깨끗이 사라졌다. 이렇게 되자 나는 한의원을 찾는 많은 환자들에게 108배를 권하게 되었다. 그때마다 나는 108배 운동이 지닌 탁월한 효과를 점점 더 분명하게 확신할 수 있었다. 어떤 분은 고혈압을 고치고, 어떤 분은 비만에서 해방되었으며, 어떤 분은 더 이상 당뇨 치료를 받지 않아도 될 만큼 혈당치가 내려갔다.

108배의 탁월한 점은 단순히 몸의 건강만을 꾀하는 것이 아니라 정신의 건강에도 매우 유익한 운동이라는 것이다. 사회가 고도화·기능화되면서 현대인들이 겪는 정신적 스트레스 또한 점점 가중되어 왔고, 이로 인한 혼돈과 불안감은 고스란히 신체의 이상증세로 나타나고 있다. 비만, 고혈압, 당뇨 등 갖가지 성인병의 근원이 스트레스로 인한 정신적 불안정으로부터 비롯되었으리라는 것은 나만의 생각이 아니다. 108배는 이러한 현대인의 불안정한 정신을 안정시켜 궁극적으로 건강한 삶으로 이끈다.

108배의 장점은 이에 그치지 않는다. 무엇보다 이 운동은 언제 어디서나, 시간과 장소의 구애를 받지 않고 간편하게 할 수 있다. 따로 시간을 내고 돈을 들여가며 배우지 않아도 되며, 별다른 도구가 필요한 것도 아니다. 그저 절을 할 수 있는 0.5평 정도의 공간만 있으면 충분하다. 공간이나 비용의 제약이 전혀 없으므로, 세상에서 가장 평등한 운동법 또는 치료법의 하나다.

이러한 108배 운동의 놀라운 효과를 몸소 겪고, 다른 사람들에게 권하여 눈으로 확인하면서 나는 점점 그 매력에 흠뻑 빠져들었다. 그러면서 108배와 관련된 것이라면 만사를 제쳐두고 자료를 모으기 시작했고, 절하는 방법을 바꿔가며 연구를 거듭하였다. 어느 정도 관련 자료와 연구 성과가 쌓이자 나는 더 많은 분들께 108배 운동을 알리기 위하여 직접 서툰 펜을 들어 이렇게 책을 펴내게 되었다.

108배 운동은 좁게는 몸을 건강하게 만드는 뛰어난 건강법인 동시에 넓게는 갈등과 다툼 대신 사랑과 관용으로 평화롭고 건강한 세상을 만드는 범세계적인 수련법이 될 수 있으리라고 믿는다. 이런 믿음을 더 널리 퍼뜨리고 더 많은 사람들이 실천하도록, 이 책이 작은 밀알이 되었으면 하는 것이 필자의 간절한 소망이자 가슴 설레는 기대다.

한 가지 마음에 걸리는 것은, 수행의 한 방법으로 108배의 전통을 오랫동안 지켜온 불교계에 이 책이 혹여 누를 끼치는 것은 아닐까 하는 걱정이다. 그러나 나는 뛰어난 건강법으로써의 108배에 주목하여 이를 널리 알리고자 하는 뜻으로 이 책을 저술하였을 뿐 108배에 담긴 전통적인 의미나 의식을 훼손하거나 왜곡하려는 뜻은 추호도 없으므로, 혹여 다소 못마땅한 점이 있더라도 혜량하시리라 믿는다. 나아가 이 책에서 소개한 108배 운동을 자신의 건강법으로 받아들인 사람들이 그 과정에서 자연스럽게 108배 수행에 담긴 불교의 훌륭한 정신세계까지 이해할 수 있게 되지 않을까 기대한다.

끝으로, 이 책을 집필하는 데 직접적인 동기를 부여한 강민구 판사, 자료 수집과 원고 정리에 수고를 아끼지 않은 미소짓는한의원의 강경수 원장과 박현근 원장, 그리고 처음부터 지금까지 곁에서 묵묵히 108배 운동에 동참해준 가족들에게 진심으로 고마운 마음을 전한다.

남을 아는 이를 지혜롭다 하겠지만
자기를 아는 이가 참으로 밝은 것이다.
남을 이기는 이를 힘세다 하겠지만
자기를 이기는 이가 참으로 강한 것이다.
만족을 아는 이라야 진정한 부자요,
행함을 관철하는 이라야 뜻이 있는 것이다.
자기 자리를 잃지 않는 이라야 오래가는 것이요,
죽어도 없어지지 않는 이라야 장수하는 것이다.

知人者智, 自知者明
勝人者有力, 自勝者强
知足者富, 强行者有志
不失其所者久, 死而不亡者壽

— 『老子·三十三章』 가운데서

차 례

제1부   몸의 건강을 불러오는 108배 운동

제2부   마음의 평화를 불러오는 108배 운동

제3부 절을 잘하는 법

절하는 사람들의 '행복'을 전하는 언론 자료

몸의 건강을 불러오는 108배 운동

108배를 하노라면 절로 마음이 넉넉해지고 밝아져 입가에 미소가 떠오른다.

108배는 흔히 운동이 갖는 인내와 고통의 개념이 전혀 없다. 혼자 하는 운동이

지만 여느 기구운동처럼 긴 시간 외로움을 견디며 극기하는 그런 운동이 아니다.

하는 동안 저절로 마음이 여유로워져 즐겁고 기분이 좋아진다. 신체를 튼튼하게

하고 마음을 편하게 해주는 108배 운동의 신체적·정신적 효과 탓일 것이다.

01.
운동은 하고 계십니까?

병원에 가면 으레 받는 질문이 있다. 어디가 언제부터 어떻게 얼마나 아픈지 하는 질문에서부터 무슨 일을 하고 있고 가족관계는 어떻게 되는지 하는 질문에 이르기까지 자세한 문진이 뒤따르게 마련이다. 그런데 요즘에는 그런 전통적인 문진 외에도 "운동은 하고 계십니까?"라는 질문을 하나 더 받게 된다. 무슨 운동을 언제부터 어떻게 해왔는지가 환자의 예후에 중요한 지표가 될 수 있기 때문이다.

우선 잠시 자문해보자. 나는 어떤 운동을 얼마나 오랫동안 어떻게 해왔는지. 그리고 그 운동을 위해서 얼마만큼의 시간과 비용과 노력을 기울였는지. 또 건강을 위한다는 강박관념으로 마

하루 108배, 내 몸을 살리는 10분의 기적

지못해 운동을 해왔는지, 아니면 그 운동 과정 자체가 너무 행복하고 즐거운 나머지 저절로 이어왔는지 한번 곰곰이 돌아보자.

나는 무엇 때문에 운동을 하였으며, 그 운동을 통하여 과연 행복하고 즐거웠는가? 그 운동이 나를 진정으로 건강하게 만들어주었는가? 108배 건강학은 바로 이런 의문에서 출발한다.

통계 자료에 따르면, 운동을 시작하는 사람들의 주된 목적은 연령에 따라 다르다. 10대에는 친구와 친분을 쌓거나 학교 성적을 올리는 데 도움이 될까 하여, 20대에는 이른바 주위의 부러움을 사는 '몸짱'이 될 수 있을까 하여, 30대에는 점점 늘어나는 뱃살을 줄일 수 있을까 하여, 40대에는 시들어가는 정력을 증강시킬 수 있을까 하여, 50대에는 성인병을 예방하고 치료하는 데 도움이 될까 하여, 60대에는 좀더 오래 살 수 있을까 하여 운동을 한다고 한다.

이유야 어떻든 운동이 몸에 좋다는 점만은 의심할 바 없는 분명한 사실이다. 하지만 대부분의 운동은 적잖은 시간과 노력과 비용을 필요로 하는데, 그러한 시간과 노력과 비용을 기꺼이 치르고서라도 우리는 '건강을 위해' 운동을 한다. 그렇다면 최소의 노력과 비용으로 최대의 효과를 거둘 수 있는 운동은 없을까?

나는 108배 운동이야말로 바로 그런 운동이라고 확신한다. 108배 운동은 방석 하나만 있으면 언제 어디에서든 누구나 할 수 있을 뿐 아니라 몸과 마음이 함께 건강해지는 운동이다. 한 자리에서 엎드렸다 일어나기를 되풀이하는 ― 소박하고 단조롭고 일견 평범해 보이는 — 이 운동이 믿기지 않을 만큼 탁월한 운동 효과를 지녔다는 놀라운 사실을 체험하고 목격한 것이다.

사실 대부분의 사람들은 운동을 통해 건강을 회복하고 증진하고자 하는 열망을 갖고 있긴 하지만 주위를 둘러보면 실제 제대로 운동을 하고 있는 사람들은 아주 드물다. 대개들 시간이 없다거나 경제적 여유가 없어서 운동을 못하고 있다고 핑계를 대지만 운동이 우리 몸에 끼치는 탁월하고 다양한 효과를 생각한다면, 그런 핑계들이 얼마나 어리석은지 금세 알 수 있다.

운동이 우리 몸에 끼치는 가장 긍정적인 효과는 몸의 에너지가 증대된다는 점이다. 규칙적인 운동을 통해 신체의 에너지를 비축해두면 우리 몸은 힘겨운 일도 쉽고 활기차게 해낼 수 있다. 일을 하는 과정에서 스트레스를 받아도 이를 거뜬히 견디어 내므로 일의 생산성이 높아진다. 그뿐 아니라 일을 마친 후에도 얼마든지 다른 일을 할 수 있는 여력이 생겨 삶의 질이 높아진다.

또 운동을 하면 몸이 건강해져 질병에 잘 걸리지 않으므로 의료비를 절약할 수 있고, 병으로 인한 고통과 불편함에서 벗어날 수 있다. 운동은 또한 체중을 감량시키고 근육을 강화시킴으로써 좋은 몸매를 가지게 하며, 성장 호르몬 분비도 증가시켜 외모를 젊어지게 만든다.

건강은 스스로에 대한 자신감을 갖게 하여, 사회생활에서 좋은 인간관계를 형성하게 해준다. 또 생활에서 오는 스트레스에 대한 저항력을 높여 늘 밝고 쾌활한 기분을 유지하게 하여 행복감을 고양시킨다.

생각해 보라, 대체 우리의 삶에서 한 가지 행위로써 이토록 다양한 혜택을 입을 수 있는 것이 운동 말고 달리 무엇이 있겠는가. 그럼에도 우리는 시간이 없어서라거나 경제적 여유가 없다는 등의 갖은 핑계를 앞세워 운동하는 데 인색하다. 눈앞에 돈으로도 살 수 없는 최고의 보물을 두고도, 멀리 좋은 음식이나 보약만 찾아다니느라 바쁘니 어찌 어리석다 하지 않을 것인가.

일에 지쳐 늘 만사가 짜증스럽고, 인간관계가 주는 스트레스로 신경이 바늘 끝처럼 날카로워져 호시탐탐 상대를 쓰러뜨릴 기회를 노리고, 집에 돌아오면 물 먹은 솜처럼 지쳐 씻지도 못하고 잠에 떨어져 버리고, 모처럼 휴일이 되어도 지친 몸으로 나들이를 갈 엄두도 내지 못한 채 하루 종일 소파에 누워 텔레비전을 켜둔 채 잠이나 자는 생활, 혹시 나도 이렇게 살고 있지 않은가. 이런 삶은 분명 우리가 바라는 삶의 모습이 아니다. 그래서 나는 묻고 싶다, 운동은 하고 계십니까?

02.
왜 108배인가
그리고 108배란 무엇인가

조깅, 마라톤, 빠르게 걷기, 수영, 테니스, 골프, MTB 등과 최근의 요가와 인라인 스케이트에 이르기까지 운동도 시대의 흐름에 따라 유행을 타고 있다. 이 시대에 각광받고 있는 숱한 운동들을 제쳐두고 왜 하필 108배 운동인가? 얼마나 대단하기에 이토록 찬사를 아끼지 않는 것인가?

108배야말로 바쁘고 복잡한 사회를 살아가는 현대인들이 하기에 가장 적합할 뿐 아니라 몸과 마음을 함께 건강하게 만드는 운동이기 때문이다. 108배 운동은 누구나 손쉽게 배워 간단하게 행할 수 있으며 비용도 전혀 들지 않는다. 그러면서도 다른 어떤 운동보다 효과나 지속성이 탁월하다.

한의사의 입장에서 놀라운 것은, 108배의 운동 원리가 한의학의 기본 원리와 매우 깊은 관련을 가지고 있다는 사실이다. 그 원리가 가깝게 닿아 있을 뿐 아니라 108배 운동은 건강을 위한 한의학적 운동법을 거의 완벽하게 구현하고 있다.

한의학은 자연의 변화를 통해 인체를 이해하고, 사람의 정신과 육체의 조화를 통해 병을 치료하는 학문이다. 이에 반해 서양의학은 몸에서 일어나는 제반 증상을 병변으로 파악하여 이를 완화하는 증상완화요법을 기본으로 삼는다.

서양의학이 인체의 표면에 나타난 직접적인 병증을 보고 그 사람이 어떤 병에 걸렸는지 알아내고 병을 일으키는 병원체를 제거하는 약을 투약하거나 병인을 제거하기 위한 수술을 함으로써 병을 치료하는 데 비해, 한의학은 인체를 하나의 전체성을 띤 유기체로 보고 신체의 전반적인 건강상태를 호전시킴으로서 '병'이 아니라 병이 든 '사람'을 치료한다. 다시 말하자면 서양의학은 병에 초점을 맞추는 데 반해, 한의학은 병이 든 사람에 초점을 맞춘다. 몸과 마음을 하나로 보고 이의 합일체인 인체의 생명력을 강화시켜 병증을 치유하려는 이러한 한의학적 태도가 바로 108배의 운동 원리에 숨어 있다.

한의학의 기본 원리로 본 108배

해부학적 지식에 기초한 서양의학의 관점에서 질병이란 인체의 어떤 부위에 변화가 생김으로써 병증이 나타나는 것이다. 그래서 병의 이름도 대개는 그 해부학적 부위의 이름을 붙인다. 심장에 탈이 난 것이 심장병이며, 관절에 염증이 생긴 것이 관절염이다. 따라서 치료도 병이 난 그 부위에 대해 행한다.

이에 비해 한의학은 몸과 마음, 질병과 건강, 전체와 부분을 모두 하나로 보고 인간이 생래적으로 가진 생명력, 자유치유력을 최대한 회복·강화시켜 질병의 치유를 도모한다. 그러므로 의사의 치료행위란 병이 회복되는 초기단계에서 가해지는 간섭일 따름이다. 즉, 인간의 질병은 '낫는 것'이지 '고쳐지는 것'이 아니다.

우리의 전통 예법인 절을 통해 신체의 건강을 도모하려는 수련법인 108배는 그 운동 원리에서 이러한 한의학의 기본 원리와 매우 닮아 있다. 즉 온몸을 적절히 활용하는 전신운동을 통해 신체 각 부분을 단련시키는 한편 마음과 정신의 안정을 이룸으로써 인체가 가진 면역력과 자연치유력을 극대화시켜 병을 예방하거나 치료하는 건강법이다.

또한 대부분의 운동법이 신체의 단련과 강화를 통해 완전한 건강에 다가가려는 데 비해, 108배 운동은 신체의 건강 못지않게 정신의 평화와 안정을 꾀하며, 특정 질병의 치료와 예방에만 효과가 있는 것은 것이 아니라 인간 존재 안에 자리잡고 있는 생명력을 최대한 강화·발현시켜 질병이 범접하지 못하는 건강한 상태를 유지하게 한다. 이는 곧 한의학이 환자에게 대하는 태도와 같다. 108배는 육체뿐 아니라 정신의 건강도 매우 중요시한다. 그럼으로써 그 합일체인 개인의 완전한 건강을 실현하는 것이다.

108배 운동을 하면 우선 하체가 강화됨과 동시에 전신의 기혈의 순환이 활발하게 되어 병을 일으킬 수 있는 세포 속의 나쁜 독이 배출된다. 그뿐 아니라 스트레스로 찌든 우리의 정신을 안정시키고 강한 의지를 갖게 한다. 강건한 신체와 안정된 정신이 하나가 된 몸을 그 어떤 병이 넘보겠는가.

실제 108배는 그 동작 하나하나가 한의학의 건강법을 구체적으로 구현하고 있다. 다소 생소하더라도 한의학의 정수精髓라고 할 수 있는 경락이론을 통해 108배 운동을 이해해보자.

108배는 최고의 경락운동

요즘은 어디서나 쉽게 '경락'이라는 말을 들을 수 있다. 대중매체의 건강 관련 프로그램에도 빠짐없이 등장하고 있으며, 건강 관련 비즈니스 매뉴얼에도 경락 마사지, 경락 피부 관리, 경락요법이니 하여 경락이 약방의 감초처럼 등장한다. 경락 마사지란 인체의 경락에 자극을 가함으로써 기氣의 흐름을 원활하게 하여 미용이나 건강회복의 수단으로 활용하는 것이다.

108배는 절이라는 반복적인 굴신운동을 통하여 전신의 관절을 유연하게 하고 장부를 활성화시키며 기혈을 순환시켜 경락이 올곧게 흐르도록 한다. 다시 말해, 108배는 경락의 순환을 원활하게 함으로써 몸과 마음의 건강을 도모한다는 점에서 스스로의 생명력을 돋우는 경락운동이다.

경락이란 인체 내에서 기와 혈이 흐르는 통로이며, 생명이 흐르는 길이다. 경락은 특유의 조직구조와 연락계통을 통하여 장부와 조직, 기관을 연계하여 인체 내의 표리表裏, 상하上下, 내외內外, 좌우左右의 소통을 연계시켜 인체가 하나의 유기적 통일체로 기능할 수 있도록 해준다. 경락이 제대로 소통되어야 인체는 비로소 완전한 하나의 유기체로 생명력을 온전히 가질 수 있는 것이다. 그래서 경락은 생명의 길이다.

이런 경락은 인체 내에 크게 12개의 가닥으로 나뉘어져 흐른다. 각각의 경락에 해당하는 6장6부六臟六腑(간, 심, 비, 폐, 신, 심포, 담, 소장, 위, 대장, 방광, 삼초)를 통과하여 서로 유기적인 순환구조로 연결되어 있다. 이를 12경락이라고 하는데, 수태음폐경, 수양명대장경, 족양명위경, 족태음비경, 수소음심경, 수태양소장경, 족태양방광경, 족소음신경, 수궐음심포경, 수소양삼초경, 족소양담경, 족궐음간경이 바로 그것이다. 여기에 인체의 정중선을 앞뒤로 흐르는 임맥과 독맥을 합하면 14경맥이 된다. 경락이란 말하자면 인체를 빈틈없이 연결시켜 주는 도로인 셈이다.

기혈이 소통되는 경락의 흐름이 원활하면 인체도 건강한 상태를 유지하게 되고, 경락의 흐름이 막히면 인체도 병리적인 상황에 이르게 된다. 108배는 절이라는 동작을 통하여 가장 이상적으로 인체의 14경맥을 골고루 자극하여 기혈을 원활하게 소통시키는 운동이란 점에서 한의학의 양생養生 원리와 매우 밀접하게 맞닿아 있다. 사회생활을 하면서 겪는 온갖 스트레스와 공해, 과로 등으로 인해 병리적인 상황에 이른 육신은 108배 운동을 함으로써 경락이 고루 자극되고, 기가 제대로 소통되어 건강을 회복할 수 있는 것이다.

그렇다면 108배 운동의 각 동작이 인체에 미치는 효과를 경락학적 입장에서 어떻게 볼 수 있는가를 좀더 구체적으로 살펴보자. 동작을 연상하면서 아래 글을 읽어 내려가면 이해가 더 쉬울 것이다.

108배는 우선 두 손을 공손히 모아 합장하는 것으로 시작한다. 그 어떤 종교나 문화에서도 자신의 가슴에 두 손을 공손히 모으는 자세는 상대방에 대한 공경과 존중을 나타낸다. 합장이라고 부르는, 두 손을 모아 양 손바닥을 마주하는 동작에서, 우리의 마음은 지극한 평화를 얻고 우리의 의식과 몸은 우주를 향해 열리게 된다. 지금 책을 잠시 놓고 단 1분만이라도 좋으니 눈을 감고 조용히 심호흡을 하며 두 손바닥을 합장하여 보라. 마음이 차분하게 안정되면서 손 안에 따뜻한 기운이 흐르는 것이 양 손바닥에서 느껴지지 않는가. 지금 당장 합장을 하여 느껴보라.

① 양 손바닥을 마주붙이는 합장

한의학적 관점에서 보면, 합장이란 마주하는 양손을 통해 좌우의 수手 6경락이 한데 모아져 통하게 되는 자세인데, 폐와 대장, 심장과 소장, 심포와 삼초를 주관하는 경락들이 합장하는 손바닥을 통해 좌우로 흐르게 되는 것이다. 이 순간 누구나 손바닥에 따뜻한 기운이 흐르는 것을 느끼게 되는데 이것이 바로 자신의 몸을 흐르는 기氣다.

합장시에 마주하게 되는 손바닥의 소부혈, 노궁혈 등은 화혈火穴들로서 이에 대한 적절한 자극은 화기火氣를 다스려 마음을 안정시켜주고 분노와 정서적인 긴장을 이완시켜준다. 중년기의 홧병이나 사춘기 아이들의 정서불안, 신경질적인 성격, 집중력 장애 등은 매일 108배를 하는 것만으로도 큰 효과를 거둘 수 있다는 사실은 임상을 통해 수없이 증명되었다.

② 팔을 돌려 높이 올리는 동작

다음으로 팔을 돌려 높이 올리게 되는데 이때는 수手 6경과 족足 6경이 최대한 신전伸展되는 자세가 된다. 두 팔을 쭉 펴는 이 자세에서는 상단전上丹田이 대기大氣를 향해 열려 우리 몸의 기운은 저 먼 우주를 향해 뻗어나가게 된다. 다이빙 선수들이 입수하기 전의 자세를 닮은 이 동작을 통해 우리는 울체鬱滯된 기를 한껏 뻗칠 수 있게 되어 일상의 스트레스나 답답증에서 벗어날 수 있게 된다.

또한 이 자세에서는 척추가 바로 서게 되어, 항상 움츠린 자세, 불균형한 자세로 생활하는 데서 기인할 수 있는 각종 만성질환에 탁월한 효과를 볼 수 있다.

③ 허리와 무릎과 발목을 차례로 구부리는 동작

이어 몸을 앞으로 구부려 허리와 무릎, 발목을 각각 차례로 구부리게 되는데, 이때 중단전中丹田 부위가 자극되면서 울체된 기로 인한 명치 부위의 뻐근함과 홧병, 가슴앓이 등과 같은 기울氣鬱로 인한 병들이 치유된다.

④ 땅을 향해 허리, 무릎, 발목을 접는 동작

또한 이어지는 동작, 몸을 기울여 땅을 향해 허리와 무릎, 발목을 접는 과정에서는 족足 6경과 아랫배의 하단전下丹田이 자극되게 되는데, 이 과정에서 인체의 정중앙을 흐르는 임맥과 독맥 역시 각각 굴곡과 신전伸展을 하게 되어 남자의 경우 정력이 여자의 경우 임신과 생리가 좋아지게 된다.

족 6경이란 소화를 담당하는 위경과 비경, 배설과 선천지기를 담당하는 방광경과 신경, 해독과 스트레스에 대한 저항을 담당하는 담경과 간경 등을 말하는 것인데, 허리를 굽히고 무릎을 바닥에 닿게 하는 자세에서는 족 6경이 고루 자극되어 소화 기능과 비뇨생식 기능, 해독 기능 등이 좋아지게 된다. 그뿐 아니라 하체가 단련되어 전신의 기혈순환이 원활하게 이루어진다.

특히 몸을 최대한 땅바닥에 붙인 상태에서 발가락을 구부릴 때 자극되는 용천혈은 인체의 생명력을 강하게 자극할 수 있는 혈로서, 한의학에서는 종종 죽어가는 사람도 살리는 혈로 비유되는 혈자리인데, 이 용천혈과 비경에 속한 엄지발가락의 은백혈 또한 강하게 자극되면서 소화 기능이 촉진되고 생명력이 충만하게 채워진다.

⑤ 절을 마치고 일어서는 동작

절을 마치고 일어서는 동작에서는 팔의 힘과 허리, 다리의 힘을 이용하므로 다시 수 6경과 임독맥, 그리고 엎드릴 때의 반대 운동을 통해 족 6경에 대한 고른 자극을 줄 수 있다.

108배는 다른 어떤 운동보다 기혈의 순환을 원활하게 하는 데 탁월한 효과를 발휘한다. 침을 놓거나 마사지를 통해 개개의 경락을 자극할 수는 있어도 108배처럼 지속적이고 반복적으로 우리의 온몸, 전신의 기혈순환을 촉진시킬 수 있는 운동은 없다.

기혈의 흐름이 바로잡히면 몸이 가볍게 느껴지고, 내부적으로는 에너지가 충만하게 되어 긍정적인 성격이 형성된다. 인체 내의 361혈, 14경맥이 절 동작 한 번 한 번마다 적절히 자극되는 것이 바로 108배다.

온몸을 적극적으로 활용하는 108배를 행하면 위로는 정수리의 백회혈에서부터 아래로는 발바닥의 용천혈, 사지말단으로는 손가락과 발가락 끝에 있는 정혈들이 자극을 받아 십이경맥과 기경 팔맥의 흐름을 원활하게 하여 사기邪氣를 발산시키며, 비뚤어진 척추와 골반, 팔과 다리를 정교하게 교정시키는 효과가 있다.

그뿐 아니라 108배를 하면 그 과정에서 완벽한 단전호흡이 이루어지는데, 대우주의 청정한 기가 백회, 노궁, 용천 그리고 8만 4천 기공을 통해 온몸으로 들어와 전신을 교류하고, 신腎의 차가운 기운이 위로 올라가 머리를 시원하게 하고 심心에 뭉쳐 있던 불의 기운은 아래로 내려가 손과 발을 따뜻하게 하는 수승화강水乘火降, 심신상교心腎相交가 저절로 이루어진다. 이로써 우리 몸속에 자리한 사기를 발산·소멸시킬 뿐 아니라 심신의 병독을 물리친다. 이만큼 한의학적으로 완전한 운동이 또 어디에 있겠는가. 108배만큼 한의학적으로, 경락학적으로 유효한 운동은 찾아보기 어렵다.

근육학으로 본 108배

우리는 일상생활 가운데 각종 스트레스에 노출되어 있다. 이런 스트레스는 고스란히 우리 몸의 긴장과 경직으로 이어지고 내부 장기의 병뿐 아니라 근육의 긴장과 경결硬結을 부른다. 한 자리에 같은 자세로 오래 앉아 있게 마련인 학생들이나 사무직 근로자들이 흔히 호소하는 뒷목이 뻣뻣하다든지, 어깨가 뭉친다든지 하는 증상에서부터 눈이 침침하고 머리가 무겁다거나 몸이 찌뿌드드하고 자도 잔 것 같지 않다든지 하는 증상들은 대부분 근육의 긴장과 스트레스에서 비롯한다.

흔히 '근육이 뭉쳤다'고 하는 것은 일시적인 증상이어서 시간이 지나면 풀리게 될 문제로 종종 가볍게 여겨지지만, 그것이 만성화된다면 문제는 달라진다. 스트레스와 잘못된 자세, 과로 등으로 인해 근육이 긴장되면 그 안을 흐르는 혈관의 탄력성에 문제가 생겨 혈액순환이 원활하지 못하게 되고, 이에 따라 혈액이 담당하는 산소와 영양분 및 면역물질의 수송이 원활치 못하여 일견 근육과는 무관해 보이는 질병까지도 부르게 된다.

실례로 책상에 장시간 앉아 있어야 하는 학생들이나 컴퓨터 사용자들의 경우, 뒷목과 어깨 및 흉추를 덮고 있는 승모근 부위가 자주 경직된다. 이때 근육의 경직을 풀어주지 않으면, 단순히 어깨가 뭉치는 데 그치지 않고, 뒷목이 뻣뻣하다거나 머리가 무겁고 어지럽다거나 눈이 침침하다거나 하는 등의 증상을 부른다. 요즘 한의원에 내원하는 상당수의 사무직 근로자들이 이러한 증상을 호소하고 있다. 이 경우 침 치료를 통해서 승모근 부위의 트리거포인트(통증유발점)를 풀어줌으로써 어깨뭉침과 그에 따르는 증상들을 동시에 해소할 수 있다. 하지만 근육경결이 생길 수밖에 없는 상황에서 어깨가 뭉칠 때마다 사흘이 멀다 하고 한의원을 찾을 수도 없는 노릇이다.

따라서 침 치료와 함께 이러한 증상들의 개선을 위하여 요가나 스트레칭, 필라테스, 가벼운 맨손체조와 같은 각종 근육 이완 및 강화요법들이 적극적으로 권장되고 있다. 이런 운동들은 실제로 근육경직으로부터 오는 각종 질환을 예방하는 데 상당히 효과적이다.

하지만 이런 운동 처방들은 적잖은 시간과 비용, 노력을 필요로 한다. 108배는 시간과 장소, 비용에 전혀 구애받지 않고, 어디서나 실행할 수 있는 운동으로 만성적인 스트레스에서 기인되는 많은 근육 관련 질환에 탁월한 효과를 발휘한다.

앞에서 108배를 한의학적인 원리로 살펴보았다면, 이제 근육학적 원리로 살펴보자. 다소 생소한 용어들이 나오긴 하지만, 절하는 동작을 떠올리면서 읽으면 어렵잖게 이해할 수 있을 것이다.

① 합장

먼저 108배의 처음과 끝을 이루고 있는 합장 자세에서는 우리 신체의 모든 근육과 골격들이 정밀하게 좌우대칭의 균형상태를 이룬다. 우리는 일상생활을 하면서 신체의 좌우가 정확하게 대칭을 이루는 자세를 좀처럼 취하기 어렵다. 생각해보라. 일상생활 속에서 우리는 왼쪽이든 오른쪽이든 늘 한 쪽이 기울어진 뒤틀린 상태로 일을 하게 된다. 공부할 때나 일할 때나 운전할 때, 심지어 잠잘 때조차도 우리의 고개와 몸은 한 쪽으로 틀어져 있게 된다. 지금 이 책을 읽고 있는 중에도 우리의 몸은 어느 한 쪽으로 기울어져 있지 않은가.

108배를 하면서 우리는 108번의 완전한 좌우균형을 잡게 되고, 이를 통해 척추가 바로 서고 틀어진 골반이 제대로 자리잡게 된다. 일상생활을 하는 가운데 자기도 모르게 초래된 신체의 불균형, 건강을 근본에서부터 해치는 뒤틀린 자세가 108배를 통해 교정될 수 있는 것이다.

② 양팔을 크게 돌려 머리 위로 올리는 동작

합장에 이어 양팔을 올리는 자세에서는 어깨를 움직이는 근육들과 가슴과 목 부위의 근육들이 사용된다. 즉, Rotator Cuff라 불리는 견관절을 회전시키는 극상근 · 극하근 · 소원근과 견갑하근이 작용하고, 또한 흉곽의 광배근 · 대원근 · 소원근 등 부위의 승모근, 어깨 부위의 삼각근이 작용한다.

합장에서 양팔을 돌려 들어올리는 이 동작만으로도 늘 움츠리고 지냈던 가슴이 뒤로 쫙 젖혀지고 신전되어, 어깨가 뭉쳐 생기는 견비통과 이른바 Round Shoulder^(학생과 직장인 등 책상에 오래 앉아 있는 직업군에서 어깨와 목이 구부정하게 움츠러들어 견배부의 만성적인 경결과 압통을 호소하는 현상) 등의 증후군에 효과적인 스트레칭으로 작용할 수 있다.

③ 팔을 위로 최대한 올렸다 내리며 합장

이어 팔을 최대한 높게 들어 머리 위로 쭉 펴는 자세에서는 등과 어깨 주위, 목 부위의 근육들이 사용된다. 즉, 어깨를 들어올리는 근육들과 등 부위의 근육들인 삼각근 · 승모근 · 견갑거근 · 전거근 등이 작용하며, 아울러 후경부의 근육들인 경판상근 · 두판상근 · 두반극근 · 경반극근 등도 작용하게 된다. 이 자세는 일상생활에서 어깨와 목 부위에 만성적으로 부하를 주는 양팔을 길게 뻗거나 위로 들어올리는 동작으로서 오십견 등 어깨질환을 예방할 수 있다.

④ 허리를 굽히는 동작

다음은 허리를 굽혀 팔을 앞으로 쭉 내미는 동작이다. 이때부터는 하체의 근육들이 본격적으로 사용된다. 기마자세를 생각해 보면 아래에서부터 종아리의 아킬레스건, 비복근과 가자미근, 정강이 쪽으로는 전경골근 등이 단축과 이완을 통해 사용되며, 대퇴부의 대퇴사두근, 복부와 허리의 요방형근, 장요근, 장단내전근 등 근력이 약해질 경우 만성적인 요통을 유발할 수 있는 근육들이 강화된다. 이 자세를 반복하다보면 허리를 받치는 힘이 튼튼해져 요통 예방과 치료에 많은 도움이 된다.

⑤ 손과 무릎이 땅에 닿는 동작

허리를 굽혀 무릎을 꿇은 자세에 이어 손바닥이 땅에 닿게 된다. 바닥을 향해 팔을 앞으로 쭉 내미는 동안 대퇴부와 복부의 근육들과 상완부의 근육들이 강화된다. 특히 일상생활 중에는 적절한 운동을 할 수 없는 복직근과 장요근, 내외복사근 등 복부에 위치한 근육들이 강화됨으로써 소화기가 튼튼해질 뿐 아니라 요통과 척추 관련 질환에도 좋은 효과를 볼 수 있다. 상완부 역시 삼두근과 광배근, 견갑하근 등이 이완되고 삼각근, 이두근 등이 단축되어 어깨질환을 예방할 수 있다.

⑥ 머리를 숙이고 드는 동작

이어 팔꿈치와 손바닥이 땅에 붙고 고개를 숙이게 되는데 이

때 목 부위 양측의 흉쇄유돌근과 전경부의 근육들이 단축되며, 판상근, 반극근 등의 후경부의 근육들이 이완된다. 고개를 들 때는 반대로 전경부의 근육들은 이완되고 후경부의 근육들은 단축되는데 반복되는 운동을 통해 목 부위의 근육이 유연하게 이완되고 이에 따라 머리 부분으로의 혈액순환이 촉진된다. 이로써 머리가 무겁고, 얼굴이 화끈거리는 증상이나, 눈이 침침하고 뻑뻑한 증상, 여드름 등 안면피부질환, 안면부의 근육경련 등이 완화될 수 있다.

이 자세에서는 발가락과 발꿈치가 접혀졌다 펴지므로 족배부의 장무지신근, 전경골근 등과 종아리 부분의 비복근, 가자미근 등도 길항적으로 단축, 이완되어 족부의 혈액순환과 근육강화를 촉진하게 된다. 108배를 꾸준히 반복하게 되면, 평소 다리가 저리고, 쥐가 나는 등의 증상이 개선된다.

⑦ 발뒤꿈치와 뱃심으로 일어나는 동작

절을 마치고 자리에서 일어나는 동작이다. 이 때 주의할 점은 무릎에 부하를 주지 않고 하체의 탄력을 이용하여 일어난다는 점인데 주로 다리와 허리의 힘을 이용하여 일어난다. 이때 족저부의 장무지굴근, 장지굴근과 같은 근육들과 종아리의 근육들, 햄스트링, 대둔근과 같은 대퇴후부의 큰 근육들 및 복부의 심부에 있는 장요근, 장단내전근 등에 부하가 걸린다. 이런 근육들이 사용됨으로써 하체와 복부의 힘이 강화되어 근육학적으로 보자면 비뇨생식기계의 각종 질환들이 예방될 수 있다.

이상 108배의 각 동작을 통해서 강화될 수 있는 근육들과 그에 따른 예방질환들을 간략하게 정리해보았다. 하지만 이는 108배 운동 효과의 극히 일부분일 따름이다. 근육학적으로 보아도 그러하며 예방하고 치유할 수 있는 질환으로 보아도 그러하다. 그 연속된 동작을 어떻게 조목조목 조각내어 설명할 수 있겠는가. 하지만 108배라는 연속된 유려한 동작을 통해 우리의 근육 하나하나가 깨어나고 강화되어 우리 몸을 각종 근골격계 질환으로부터 튼튼히 지켜내는 것만은 누구도 부인할 수 없는 사실이다.

결국 108배는 (한의학적으로는) 우리 몸 전체의 경락을 소통시켜 기혈의 흐름을 정상으로 돌려놓는 운동임과 동시에 (근육학적으로는) 우리 몸의 근육을 이완 강화시켜 스트레스로 야기되는 많은 증상들을 개선시키는 운동이다. 다시 말하자면 평소에 과긴장상태에 놓인 근육들은 이완시키고, 평소에는 쓰지 않던 근육들은 충분히 사용하게 하여 우리 몸 전체의 근육을 고루 풀어주어 각종 질병들을 예방하는 운동이 바로 108배다.

실험을 통해 밝혀진 108배 운동의 효과

108배 운동은 과연 우리 몸과 마음에 어떻게 작용할까?

지난 2004년 5월 서울 동국대학교 강남한방병원에서 한 가지

의미 있는 실험이 이루어졌다. '부처님 오신 날'을 맞아 불교신문과 동국대학교가 108배 운동이 인체에 끼치는 유용한 효과를 밝히기 위한 실험에 착수한 것이다.

이 병원 구병수 신경정신과장은 평소 스트레스가 많은 직장인 불교신자 가운데 30대와 40대 남녀 각 2명씩을 선택해 108배 운동을 하기 전과 하고 난 후 몸 상태의 변화를 측정했다. 30대의 B씨(32세, 남)와 J씨(30세, 여), 40대의 G씨(43세, 남)와 P씨(43세, 여)가 그들이었다.

실험은 우선 이들이 검사에 임하기 전 15분간 안정을 취한 후 혈압 및 맥박을 체크하고, 검사에 필요한 소량의 혈액을 채취하는 것으로 시작했다. 이어 죽비에 맞춰 108배를 진행하였으며, 절하기를 마친 후 3분간 휴식을 취하고 다시 앞서의 방식대로 혈압 및 맥박을 체크하고 혈액을 채취했다. 이때 108배 운동에 걸린 시간은 약 15분이었다.

혈액검사는 트리글리세라이드(Triglyceride:중성지방), HDL(High Density Lipoprotein:고밀도 지방단백질), LDL(Low Density Lipoprotein:저밀도 지방단백질) 등 3가지 콜레스테롤을 검사했고, 면역지표인 Ig(Immunoglobulin)A, IgM으로 면역을, 코티졸(cortisol) 호르몬으로 스트레스 정도를 검사했다.

결과는 매우 흥미로웠다. 우선 108배를 하기 전과 하고 난 후의 피실험자들의 맥박과 혈압에는 큰 변화가 없었다. 하지만 '좋은 콜레스테롤'로 불리며 동맥경화를 예방하는 HDL 수치는 피실험자 모두 현상태를 유지하거나 상승했다. 특히 통제를 하지 않아 108배 이상의 절을 한 B씨의 경우 HDL이 51mg/dl에서 54mg/dl로 증가했다.

동맥경화를 유발시키는 LDL의 경우 G씨는 146mg/dl에서 139mg/dl로 떨어져 눈에 띠는 변화를 보였으며, J씨도 76mg/dl에서 74mg/dl로 떨어져 108배 운동이 동맥경화 예방에 효과가 있음을 입증했다.

108배 운동의 효과가 극명하게 드러난 것은 IgA와 IgM 검사에서였다. 피실험자 대부분이 면역지표가 올랐는데 이 가운데 5년 이상 날마다 108배를 해왔다는 P씨는 절하기 전 IgA가 374mg/dl이던 것이 400mg/dl으로 올라갔고 IgM도 93mg/dl에서 99.3mg/dl로 올랐다.

그러나 올해 처음으로 108배를 했다는 G씨는 오히려 IgA가 179mg/dl에서 172mg/dl로, IgM은 117mg/dl에서 112mg/dl로 떨어졌다. 복부비만을 유도하는 등 스트레스 호르몬의 주범인 코티졸 증감 검사에서도 G씨는 다른 피실험자들에 비해 2배 이상 수치가 증가했다.

이는 108배 운동이 일시적인 운동으로 신체에 유효한 영향을 끼치기보다 꾸준히 지속적으로 운동을 할 때 훨씬 더 건강에 유익하다는 사실을 보여준다. 즉 5년 이상 꾸준히 108배 운동을 해온 P씨의 경우 G씨 등 다른 피실험자들에 비해 면역지표인 IgA의 수치가 무려 두 배 이상이나 높게 나온 것에서도 뚜렷이 증명되고 있다. 면역지표가 높다는 것은 신체의 면역력이 그만큼 강하다는 것으로써, 병에 잘 걸리지 않거나 병에 걸리더라도 이를 물리칠 가능성이 더 높다는 사실을 말해준다.

108배를 하면 우리 몸에 내재되어 있는 자연치유력이 강화되고, 각종 질병에 대한 저항력이 강화되어 건강한 몸을 유지할 수 있다는 사실이 실험을 통해 명백히 증명된 셈이다. 이 경우 단기간의 운동보다는 오랜 기간의 꾸준한 운동이 더욱 효과적임을 알 수 있었다.

03

운동으로써의 108배, 어떤 장점이 있는가

최근 들어 108배의 여러 장점들이 알려지면서 사람들 사이에 108배 운동 바람이 거세게 일어나고 있다고 한다. 이전에는 주로 불가佛家에서 마음의 번뇌를 없애고 깨달음을 얻으려는 수행의 한 방편으로 행해지던 것이 탁월한 운동 효과가 알려지면서 일반에서도 108배를 하는 사람들이 점차 늘어나고 있다는 것이다. 108배의 운동 효과를 확신하고, 우리 국민의 건강을 위해 제2의 국민체조로 이를 보급하려는 욕심을 가진 나로서는 참으로 반가운 소식이다.

한의원을 찾는 환자들에게 병의 치료와 관리를 위해 108배를 시행해 본 결과 병의 증세가 한결 호전되었고, 증세가 사라진 다음에도 계속해서 108배를 하는 경우가 많았다. 108배 운동이 건강에 미치는 효과가 탁월할 뿐 아니라 생활에 바쁜 현대인들이 가장 적합하게 행할 수 있는 등의 다양한 장점을 가지고 있기 때문이라고 생각한다.

완벽한 전신운동이다

운동 효과를 극대화하려면 신체 전반을 적절하게 활용하는 게 효과적이라는 사실은 당연하다. 실제로 특정 신체 부위만을 활용하는 운동의 문제점을 극복하기 위해서 일부 다이어트, 헬스 시설에서는 허리, 다리, 상체 등 신체 부위별로 운동하는 프로그램을 만들어 사람들에게 가르치고 있다.

사람의 몸은 상하좌우 대칭구조로 이루어져 있는데, 신체의 일부분만을 반복적으로 사용하는 일이 바람직하지 않을 것은 자명하다. 운동 또한 마찬가지다. 몸을 움직일 때는 인체의 상하좌우가 균형이 맞도록 해야 하며, 전신을 머리부터 발끝까지 고르게 움직여서 어느 한구석으로 기혈이 뭉치거나 근육이 긴장되지 않도록 하는 것이 중요하다. 만약 테니스나 야구처럼 한쪽 팔만을 집중적으로 사용하거나, 축구처럼 발만을 가지고 계속해서 운동한다면 기혈이 한쪽으로 치우치게 되어 급기야 오장육부의 균형이 깨지면서 신체에 병이 들 수도 있다.

전 세계 운동선수들의 평균 수명이 56세에 불과하다는 통계가 있는데, 직업적으로 운동을 한 이들의 수명이 이처럼 짧은 것은 메달 위주로 지나치게 과도한 운동을 한 때문이기도 하지만, 균형이 무너진 채로 장시간 운동을 해온 것도 그 원인이라 하겠다.

108배는 손과 팔, 등과 배, 다리와 발가락, 머리까지 몸의 전부를 운동에 활용하는 뛰어난 전신운동이다. 그다지 높지 않은 운동 강도에도 불구하고 108배 운동이 높은 운동 효과를 내는 까닭은 바로 이렇게 신체 각 부위를 가장 효과적으로 이용하는 뛰어난 전신운동이기 때문이다.

저강도의 유산소 운동이다

운동은 산소의 활용 여부에 따라 크게 무산소 운동과 유산소 운동으로 나누어 볼 수 있다. 무산소 운동은 산소의 공급 없이 에너지를 생산하는 방식으로 바벨, 덤벨 등을 이용해 근력을 강화하는 운동이 대표적이다. 이에 비해 유산소 운동은 산소를 지속적으로 공급받아 이의 연소를 통해 에너지를 얻는 운동을 말하는데 에어로빅, 수영, 달리기, 걷기, 자전거 타기 등이다.

무산소 운동은 근육을 강화시켜 몸매를 탄력적으로 가꾸고, 순간적인 에너지를 낼 수 있는 힘을 키워준다. 유산소 운동은 폐활량을 키우는 등 신체의 기능을 전반적으로 향상시키는 효과를 가져오는데 이를 꾸준히 하면 심장이나 혈관이 튼튼해지고 혈액 가운데 콜레스테롤과 중성 지방의 수치가 낮아져 성인병 치료에 효과를 보인다. 다만 유산소 운동의 경우, 전신 근육을 충분히 발달시키지 못하는 단점이 있다.

중년 이후의 사람이 근육을 강화해 몸을 크고 우람하게 만들 생각이 아니라면 체내의 대사를 촉진시켜 체중의 감량을 가져오고 심폐기능 강화, 고혈압, 동맥경화 예방 등에 좋은 유산소 운동을 권장한다.

하지만 고강도의 유산소 운동은 인체에 치명적 피해를 주는 활성산소(유해산소)를 발생시켜 오히려 건강에 좋지 않은 영향을 끼친다. 일반적으로 운동으로 소비된 산소의 나머지 2퍼센트 정도가 체내 활성산소로 축적되는데, 인체의 배기가스로 불리는 이 활성산소는 몸 안 곳곳을 돌아다니며 혈관 및 세포를 손상시켜 암을 유발하거나 호르몬 체계를 혼란시켜 당뇨병을 일으키는 등 인체에 치명적이다. 세계 의학계에서는 이러한 활성산소가 노화는 물론 각종 암을 비롯한 여러 가지 질병을 일으키는 위험 요소라고 선포하였으며 모든 질병의 90퍼센트가 바로 이 활성 산소의 과잉 발생과 밀접한 연관이 있다고 지목하고 있다.

이렇게 인체에 치명적인 영향을 주는 활성산소는 운동할 때 주로 발생하는데, 운동 강도가 강할수록, 산소 소비가 많을수록 유해한 활성산소가 많이 발생하는 것으로 알려지고 있다. 따라서 최근 들어서는 운동을 하더라도 유해한 활성산소의 발생을 줄일 수 있도록 자기 최대심박수의 60~70퍼센트만 사용하는 저강도 유산소 운동이 권장된다. 그럴 경우 다양한 운동 효과를 기대하면서도 운동으로 인한 활성산소의 피해를 줄일 수 있기 때문이다. 최근 생활건강법으로 각광을 받고 있는 빠르게 걷기, 수영, 자전거 타기 등이 대표적인 저강도 유산소 운동이다.

108배 운동은 신체의 다양한 부위를 활용하는 뛰어난 전신운동이면서도 산소의 운동 소모량이 적은 대표적인 저강도 유산소 운동이다. 활성산소의 피해를 줄이면서도 심폐 기능을 강화하고 체지방을 연소시켜 체중을 감량시키는 등 다양한 운동 효과를 볼 수 있는 운동이 바로 108배다.

복식호흡 · 단전호흡으로 기氣의 순환을 원활하게 한다

108배 운동에서 바른 동작 못지않게 중요한 것이 바른 호흡이다. 바른 동작과 호흡이 서로 조화를 이룰 때 바람직한 운동 효과를 기대할 수 있다. 전통적 건강법인 기공이나 요가, 태극권, 도인술 등 기의 단련과 운용을 목적으로 하는 운동의 핵심은 동작에 있는 것이 아니라 호흡에 있다.

기공을 할 때 하는 호흡은 이른바 단전호흡인데, 의식적인 호흡을 통해 배꼽 아래 3센티미터쯤에 위치해 있다는 단전에 기를 모으고 이를 단련시키는 호흡법이 바로 단전호흡법이다. 그런데 108배 운동을 하면 굴신과 합장의 동작을 통해 이 단전호흡이 자연스럽게 저절로 이루어진다.

호흡을 통해 단전에 축적된 기는 임맥과 독맥 등 인체의 기경팔맥을 통해 전신으로 흐르는데, 이렇게 기의 순환이 좋아지면

기의 정체로 인해 야기된 신체의 부조화현상이 해소되고, 혈액순환이 잘 돼 건강이 좋아진다.

예를 들어 중년의 여자들에게 많은 홧병이란 것은 분노, 우울, 절망감 등의 정신적 스트레스가 체내에 축적되면서 발생한 화기火氣가 인체 상부로 올라가 두통이나 심장질환, 신경질환, 소화기질환 등 갖가지 병증을 일으킨 것인데, 이럴 때 단전호흡을 하게 되면 위로 치솟아 있는 뜨거운 불의 기운이 진정되어 아래로 내려오고, 몸 아래쪽의 차가운 물의 기운이 위로 올라가 신체의 균형을 회복하는 것이다. 이른바 수승화강水昇火降이란 것이 이것이다.

기공에는 이른바 정공靜功과 동공動功이 있는데, 조용히 정좌하여 호흡 수련에 전념하는 정공과 달리, 동공은 팔과 다리 등 몸을 규칙적으로 움직이면서 기를 단련한다. 108배는 몸을 규칙적으로 움직이면서 호흡을 한다는 점에서 동공과 닮았다. 108배가 기공을 통해 얻는 신체적 효과 못지않은 건강 효과를 얻는다는 점에서 더욱 그러하다. 실제 108배를 하면서 한 호흡 한 호흡 열중하다보면 스트레스와 불안, 분노의 마음 등이 정화되면서 정신적으로 깊은 안정을 얻을 수 있는데 이는 기공을 하는 사람들이 얻는 심리적 · 정신적 효과와 동일하다.

식생활의 서구화, 각박한 도시 생활로 인한 스트레스, 운동 부족, 환경오염으로 예전에는 그리 흔치 않던 질병들이 날로 빈발해 건강을 위협하고 있다. 고혈압, 당뇨, 암, 심장병, 동맥경화, 비만 등 이른바 성인병으로 분류되는 질병이 그것이다.

노인병에서 유래된 성인병은 과거엔 주로 장 · 노년층에서 발생하는 것으로 여겨졌으나 생활환경의 전반적인 악화 등으로 이제는 30대 이하의 젊은층에서도 쉽게 찾아볼 수 있는 질환이 되었으며, 최근엔 '소아성인병'이란 용어가 생겼을 정도로 유 · 청소년에게서도 자주 발생하고 있는 추세다.

성인병은 개별적이고 독립된 질환이라기보다는 하나의 질환군으로 여겨지고 있는데, 이는 여러 가지 성인병이 한 사람에게 중복되어 발병하는 경우가 많기 때문이다. 이는 달리 말하면 겉으로 드러나는 병의 모습은 다양하지만 본 바탕은 하나란 말과 같다. 성인병은 주로 나쁜 생활습관 때문에 발생하므로 흔히 생활습관병이라고 한다.

성인병은 대개 발병 초기 별다른 자각증상 없이 진행되고 나쁜 생활습관 등으로 빠르게 악화된다. 현대 서양의학은 세균성 질환에는 강력하게 대처하고 또 높은 치료 효과를 보이고 있지만, 성인병에는 거의 속수무책이다. 이는 환자 자체가 병의 발생에 적합하게 조건화된 몸을 가지고 있기 때문이다. 따라서 약물이나 수술로 이를 완벽하게 치유하는 일은 매우 어렵다. 그래서 현대의 성인병은 대개 난치성이란 특징을 가지고 있다.

하지만 대부분의 성인병은 예방이 가능하고 발병하더라도 음식을 조절하고 적절한 운동을 하는 등 생활습관을 개선하면서 적절히 병에 대응해 나가면 치명적인 상태에 이르지 않도록 관리가 가능하다.

성인병을 예방·치료·관리하기 위한 적당한 운동은 환자의 상태에 따라 다르겠으나 대개 환자에게 무리가 가지 않은 적절한 강도의 운동, 환자에게 심리적인 안정감을 줄 수 있는 정신운동, 손쉽게 할 수 있는 운동이라 할 수 있는데, 이런 점에서 108배는 성인병 대응력이 가장 탁월한 운동이라 할 수 있다.

실제로 나는 주위에서 온갖 성인병으로 고통받아온 사람들이 108배 운동을 하면서 병을 치료하거나 일상생활에 불편을 겪지 않을 정도로 적절하게 관리하는 것을 많이 보아왔다. 10년도 넘게 고혈압 증세를 앓아온 환자가 108배를 시작하고 나서 6개월이 되지 않아 혈압 약을 끊고, 중증 당뇨환자가 운동을 시작한 후 정상으로 회복되는 등 108배 운동을 통해 성인병을 퇴치하거나 정상적인 생활로 돌아간 사례는 수없이 많다. 이는 108배가 뛰어난 운동 효과를 발휘할 뿐 아니라 환자들이 손쉽고 꾸준하게 할 수 있는 운동이기 때문일 것이다.

보건사회연구원과 보건복지부가 우리나라 국민의 건강상태를 파악하기 위해 주기적으로 시행하고 있는 '국민건강영양조사'를 보면 우리나라 성인 인구의 73.7퍼센트가 평소에 전혀 운동을 하지 않으며, 주 1회 이상 규칙적으로 운동하는 비율은 불과 26.2퍼센트다. 사실 건강에 도움이 되려면 최소한 1주일에 세 번 이상, 한 번에 20분 이상 운동을 해야 한다고 하는데 이러한 기준을 적용시킨다면 우리나라 사람들이 운동을 실천하는 비율은 전체 성인 인구의 8.6퍼센트에 불과하다.

사람들은 운동을 하지 않는 첫째 이유로 '운동할 시간이 없다'고 한다. 저마다 생활이 바쁜 까닭에 운동할 시간을 내기가 어렵다는 것이다. 다음으로는 운동을 할 장소가 부족하며, 비용이 많이 들기 때문이라는 이유를 든다.

이런 점에서 108배는 바쁜 현대인들이 실천하기에 가장 적합한 운동이라 할 수 있다. 무엇보다 이 운동은 혼자 절을 할 수 있는 정도의 공간만 있으면 언제 어디서나 손쉽게 할 수 있다. 운동을 위한 별다른 도구가 필요하지 않으며, 비용도 전혀 들지 않는다.

운동할 시간을 내기 어렵다는 말을 단순한 변명으로 돌리기 어려울 만큼 현대인들은 바쁘게 살아가고 있다. 그런 까닭에 운동을 하기 위해 헬스클럽을 찾고, 조깅을 하기 위해 가까운 공원을 찾는 일은 바쁜 생활인에겐 힘겨운 결단을 요구하는 일이 되기도 한다. 운동 시간도 시간이려니와 오가는 시간 또한 만만치 않을 것이기 때문이다.

하지만 108배는 자신이 원하는 어떤 장소에서나 가능한 운동이다. 집이나 사무실에서도 가능할 뿐 아니라 출장이나 해외여행 중에서도 별 어려움 없이 할 수 있다. 따라서 생활의 여유가 허락하는 시간에 언제든지 할 수 있다. 운동 시간도 짧다. 절을 한 번 하는데 대개 7~9초 정도 걸리니 108배를 하는 시간은 초보자라 하여도 20분을 넘지 않으며, 조금 숙달되면 12~15분 정도에 운동을 마칠 수 있다.

하루 15분 남짓한 시간으로 가장 탁월한 운동 효과를 얻을 수 있는 것이 바로 108배 운동이다. 그러므로 바쁜 현대인들이 행하기에 가장 좋은 조건을 가진 운동이며, 모든 것을 가치로 환산하길 좋아하는 현대인의 정서에 비추어 볼 때 가장 경제적인 운동이라 할 수 있다.

또 일단 108배를 시작한 사람이면 대개 다른 운동보다 훨씬 높은 지속률을 보이는 것도 이 운동의 특징이다. 운동 효과가 매우 신속하고 지속적일 뿐 아니라 시간과 장소에 구애받지 않는다는 점이 높은 지속률로 이어지는 것이다.

절을 하며 '운명'을 다시 쓰다

_22년간 하루 1,000배로 뇌성마비 장애를 극복하고 한국화가로 우뚝 선 한경혜 화백

누군가 이렇게 묻는다면 당신은 어떻게 대답할 것인가 — "가령 당신이 하루살이인데, 태어난 날이 마침 비 오는 날이면 어떻게 하겠는가?"

달랑 하루밖에 살 수 없는 인생인데 하필이면 비 오는 날이냐며 자신의 운명을 저주하고 삶을 포기해버릴 것인가? 아니면 비록 비 오는 날이지만 그런 가운데서도 즐거운 일생을 보내기 위해 최선을 다해 노력할 것인가?

대답은 자명하다. 주어진 환경은 하나의 조건은 될지언정 그 자체로 행과 불행이 결정되는 것은 아니다. 주어진 환경을 극복하여 자신의 의지로 생을 풍요롭게 만들어 가는 것, 바로 거기에 인간 생명의 존엄성이 있다.

그렇다면 어떤 삶이 희망을 갖는다는 것, 그리하여 자신의 삶을 소망대로 아름답고 행복하게 경영해간다는 것은 과연 어떤 모습일까. 여기에 드라마틱한 사례가 하나 있으니, 32세 젊은 한국화가 한경혜 화백의 삶이다.

그는 처음부터 심각한 뇌성마비 장애를 안고 세상에 태어났다. 사지는 뒤틀리고, 안면근육은 돌아가고, 말은 어눌한 참혹한 모습이 그가 안고 태어난 환경이었다. 하지만 그는 자신에게 주어진 이 불공평한 신의 처사를 자신의 삶의 한계라고 믿지 않았다. 32년이란 그의 지난 삶은 자신에게 천형처럼 주어진 장애와 그로 인한 절망감, 그리고 사회의 편견을 극복하기 위한 분투의 시간이었다. 그리고 그는 마침내 이 모든 것을 훌륭하게 극복해냈다.

그런데 한 가지 놀라운 사실은 그가 타고난 환경과 싸우기 위해 내세운 무기가 바로 '절'이라는 것이다. 그는 절로써 자신을 둘러싼 모든 장애를 이기고 자신의 삶을 세상 속에 우뚝 세웠다. 절에 관한 그의 지난 경험은 한마디로 경이롭다. 그는 일반인들의 상상을 뛰어넘는 초인적인 의지로 절을 하며 오늘에 이르렀다.

그는 자신의 장애를 극복하기 위해 무려 22년 동안 하루도 빠짐없이 1,000배를 해왔다. 또한 불가 수행자도 하기 어렵다는 1만 배 백일기도를 세 번이나 해냈다. 만약 절에 관한 기네스북 기록이 있다면 그 모든 기록은 단연 그의 것일 것이다. 그렇다면 그는 왜 이토록 맹렬히 절을 한 것일까? 과연 그에게 있어서 절은 어떤 의미였을까?

한경혜는 1975년 1월 경주에서 태어났다. 몸무게 1.6킬로그램의 미숙아였다. 병원의 도움이 절대적으로 필요한 상황이었지만 제대로 된 처치를 받을 만한 형편이 아니었다. 아버지는 그 당시에 대학까지 나온 엘리트였지만 세상에 적응하지 못한 채 오랫동안 무직자로 생활하다 술에 빠져 있었고, 제때 끼니조차 대기 어려운 집안 형편이었다. 저체중의 미숙아인 그는 시간이 지나면서 점점 보통아이들과는 다른 성장 모습을 보이더니 결국 병원에서 뇌성마비라는 판정을 받았다. 그로 인해 어머니는 깊이 절망했고, 아버지는 가족을 외면한 채 더욱 술에 빠져들어 갔다. 그에게 변변한 치료의 기회가 주어지지 못한 것은 물론이었다.

가정의 어려움은 날로 더해졌다. 날마다 술에 빠져 살던 아버지는 점점 난폭해지더니 급기야 아내뿐 아니라 어린 딸에게까지 모진 손을 대기 시작했다. 여섯 살 무렵, 마침내 부모는 헤어지게 되었고 그와 한 살 터울의 여동생은 어머니의 손을 잡고 집을 떠나 창원으로 옮겨 살게 되었다.

빈손으로 세상에 나선 젊은 아낙과 어린 두 딸의 생활이 어떠하였으리라는 것은 짐작이 가는 일이다. 끼니조차 변변히 거두지 못하는 날이 계속되었고, 급기야 어머니는 어린 두 딸과 함께 죽음을 생각하기에 이른다. 하지만 외가쪽 먼 친척의 도움으로 어머니가 취직을 하고, 그곳에서 어머니의 성실함과 노력이 인정을 받으면서 극단적인 가난은 면하게 된다.

7살 무렵, 한경혜는 심한 병을 앓는다. 심한 고열과 함께 경기를 일으키더니 점점 몸이 굳어가기 시작했다. 큰 병원에 가 진찰을 받았지만 원인을 알 수 없다는 말을 들었을 뿐이었다. 병은 점점 심해져 음식은커녕 물도 삼킬 수 없는 지경에 이르렀고, 의

사는 어머니에게 도리가 없다며 마음의 준비를 하라고 일렀다.

죽어가는 어린 딸을 등에 업고 집에 돌아온 어머니는 이튿날 다시 딸을 등에 업고 합천에 있는 해인사 백련암에 올랐다. 가는 길에 어머니가 말했다.

"경혜야. 이 생에서 너와 나의 인연은 여기까지인가 보다. 하지만 그 전에 할 일이 있다. 다음엔 더 좋은 세상에서 더 좋은 인연으로 만나기 위해 부처님께 절이라도 실컷 해보자……."

백련암에는 인근에 소문이 자자한 선승이 있었다. 곧 한국 불교의 큰 스승인 성철 큰스님이 바로 그였다. 그런데 성철 스님을 만나려면 누구나 먼저 삼천 배를 해야 한다. 이건 큰스님의 명성을 아는 모든 이들이 익히 아는 사실이었다.

어머니는 성철 스님에게서 마지막으로 좋은 법문이라도 듣기 위해 삼천 배를 시작했다. 그리고 어린 경혜에게도 절을 하도록 시켰다. 뇌성마비의 온전치 않은 몸에다 병으로 사지가 점점 굳어가고 있던 그는 도저히 절을 할 수 있는 형편이 아니었다. 그의 몸은 마치 나무토막을 각각 이어붙인 쓸모없는 나무상자와 같았다. 하지만 어머니는 막무가내로 절을 시켰다. 그는 간신히 일어섰다가 이내 머리를 바닥에 박으며 쓰러지듯 엎드렸다. 그러면 어머니는 그것도 한번의 절로 인정해 주었다. 온몸에 통증이 격심했지만 경혜는 안간힘을 다해 절을 하기 시작했다. 경혜의 절은 무려 사흘에 걸쳐 이어졌다. 마침내 사흘째 되는 날 삼천 배를 마쳤다. 죽어가는 어린 몸이 한 삼천 배……, 그 자체로 놀라운 사건이 아닐 수 없었다. 어쨌든 이것은 경혜가 세상에 태어나 처음 해본 절이었다.

삼천 배를 마친 경혜는 몸을 질질 끌며 성철 스님이 계신 곳으로 갔다. 마침 큰스님은 마당에 나와 있었고, 경혜는 쓰러질 듯 큰스님 앞에 엎드린 채 물어 보았다.

"스님, 저 죽는대요. 언제 죽어요?"

큰스님이 무뚝뚝하게 한 마디 던졌다.

"오늘 저녁에 죽어라."

어린 마음에도 눈에서 쉴 새 없이 눈물이 쏟아졌다.

"그러면 스님, 저 어디 가서 죽을까요?"

"너거 집에 가서 죽어라."

"우리 집에는 돈도 없고, 어차피 죽으면 여기서 49재를 지낼 텐데, 나 여기서 죽을랍니다."

여전히 울음을 쏟아놓는 경혜를 물끄러미 보시던 성철 스님이 말하셨다.

"야이, 가시나야. 그럼 니 오래 살아라."

그리고 다시 한 마디를 덧붙이셨다.

"그리고 하루에 천 배씩 꼭 절하거래이."

그 말이 어린 경혜의 마음에 깊이 새겨졌다.

절에 올라갈 때만 해도 물도 못 삼키던 형편이었는데 삼천 배를 하고 나니 물을 마셔도 토하지 않았다. 성철 스님이 주신 바나나를 다 먹었다. 다들 기적이라고 했다.

그날부터 그는 생존 본능 같은 의지로 하루도 거르지 않고 날마다 천 배를 올렸다. 그런 것이 어느덧 22년이다. 하루 천 배의 절은 성철 큰스님과의 약속이었을 뿐 아니라 삶을 향한 의지이기도 했다.

그러는 동안 그에게선 놀라운 변화가 일어났다. 비틀어지고 흔들거리던 몸이 어느덧 제자리를 바로 찾아가고 있었다. 타고난 장애였던 뇌성마비가 절을 하는 동안 스스로 교정되어갔던 것이다. 중학교에 진학한 후 친구들과 함께 한 체력장에서 그는 만점을 받았다. 놀라운 변화는 신체에만 나타난 것은 아니었다.

절을 시작한 이후 22년 동안 그에게 일어난 변화는 변화라기보다는 새로운 탄생이라고 할 만큼 놀라운 것이었다. 장애 탓인지 기억력과 이해력이 부족해 늘 하위권을 맴돌던 학교 성적이 어느 때부터 놀랍게 향상되기 시작했다. 그는 이것이 절의 효과라고 믿었다. 즉 절을 하면서 온몸의 신진대사가 활발해지고 뇌로의 산소공급이 원활해지면서 지능이 좋아지고 이해력이 높아져 성적이 향상되었다는 것이다. 중학교에 들어가면서 이사 온 서울의 학교에서도 그는 늘 상위권의 성적을 유지했다.

더 큰 변화는 그의 자신의 내면에서 일어났다. 어린 나이에도 절은 그에게 자신을 바로 보고, 세상을 바로 볼 수 있는 마음의 눈을 뜨게 해주었다. 그는 자신의 장애를 긍정적인 눈으로 바라보게 되었고, 사람과 세상에서 사랑과 평화와 희망을 읽었다.

사실 매일 하루도 빼지 않고 천 배를 하는 일은 결코 쉬운 일이 아니었다. 그것도 아직 어린 나이의 그에게.

'맨날 하는 절, 정말 싫어. 절 안 하고는 살 수 없을까?'

또한 예민한 나이에 남들과 다른 자신의 모습을 발견하는 일은 적잖은 고통이기도 했다. 하지만 그는 절을 하기가 귀찮거나 슬프거나 고통스러울 때면 더욱 열심히 절을 했다. 고통으로 고통을 이기기 위함이랄까. 힘들고 외롭고 고통스러울 때 절을 하면 거짓말처럼 마음의 평화가 찾아왔다. 그리고 자신을 둘러싼 모든 어려움과 싸워 이를 극복할 힘을 얻었다.

어릴 때부터 한경혜는 그림 그리기를 좋아했다. 중학교를 졸업한 그는 진학을 포기한 채 검정고시를 준비하면서 본격적으로 그림 공부를 시작했다. 검정고시 공부를 시작한 지 불과 두 달 만에 대입검정고시에 전 과목 합격하였으나, 의도한 미술대학에 진학하는 일은 어려웠다. 그는 미술대학 입시에 거듭 실패했다. 실기시험의 하나인 석고데생에서 늘 어려움을 겪었다. 팔에 힘이 없어 정해진 시간 안에 그림을 마칠 수가 없었던 탓이다. 면접 또한 문제였다. 아직도 장애가 남아 있는 그의 몸을 대학은 정상적인 그림 공부를 할 수 있는 조건으로 인정하지 않았다. 할 수 없이 그는 필기시험 성적으로만 선발하는 경영학과에 진학했지만, 그림 공부를 포기하지는 않았다. 대학 시절, 그는 누구보다 열심히 그리고 즐겁게 생활했다. 많은 친구를 사귀었고, 세상과 사람에 대해 많은 것을 듣고 배웠다.

대학을 졸업한 이튿날 한경혜는 참으로 하기 힘든 결정을 하기에 이른다. 만 배 백일기도를 하기로 작심한 것이다(하루 만 배씩 백일을 해야 하니 합하여 백만 배다). 절수행의 극한점이라고 하는 만 배 백일기도는 백일 동안 하루 네 시간 정도 잠을 자면서 나머지 시간은 꼬박 절을 해야 하는 참으로 힘겨운 고행이다. 그동안 하루 천 배씩을 하루도 빠지지 않고 해온 터였지만, 그는 절을 통해 다시 한번 자신의 운명에 도전해 보고 싶었다. 그리고 이를 통해 자신을 다시 바로 세워보고 싶었다. 깊은 밤, 그는 고요히 두 손을 모아 합장한 채 무릎을 꿇고 만 배 백일기도를 시작했다. 1996년 2월 1일 0시의 일이다.

하루하루가 지날수록 장한 결심은 무뎌지고 몸은 지쳐간다. 잠시 눈을 붙였다 일어나면 다시 절을 시작하는 날들이 계속되었다. 지친 몸으로는 가혹한 매를 맞는 듯한 통증이 느껴지고, 입안이 온통 헐어 억지로라도 삼켜야 하는 밥은 모래알보다 더 고통스러웠다. 땀에 절은 속옷이 나무껍질처럼 삭아서 찢어졌다.

무엇보다 고통스러운 것은 육체의 통증이었다. 매일 머리에서 발끝까지 아프지 않은 데가 없지만 특이한 것은 날마다 특히 심하게 아픈 데가 있다는 것이었다. 어떤 날은 허리가 끊어질 듯이 아파서 허리를 펴지 못할 지경이고, 어떤 날은 무릎을 망치로 두드리는 것처럼 아프고, 또 어떤 날은 목을 가눌 수 없을 정도로 목뼈가 뒤틀리듯 아팠다. 딱따구리가 나무를 쪼아대듯 머리가 아프기도 하고, 구토가 날 때도 있었다.

하루 만 배를 마치면 그는 나무 등걸이 쓰러지듯 그대로 자리에 누워 잠이 들었다. 겨우 네 시간 눈을 붙이고, 눈을 뜨면 다시 절을 시작해야 했다. 그런 날이 날마다 계속되었다. 절을 시작한 지 40여 일이 지나면서 회의가 왔다.

'내가 왜 이렇게 해야 되나. 왜 이런 몸으로 태어나서 이렇게 죽을 듯이 절을 하고 있어야 하나.'

이렇게 사느니 차라리 죽어버리는 것이 낫겠다는 생각이 들었다. 절도, 온전치 않은 몸도 다 귀찮다는 생각이었다. 그는 마침내 생명을 포기하기로 작정했다. 절을 시작하기 전 결심을 굳히기 위해 열 군데가 넘는 약국을 찾아다니며 모은 약이 있었다. 어머니에게 쓴 유서를 머리맡에 놓고 그는 미련 없이 약을 삼켰다.

하지만 죽음의 문턱에서 그는 스스로 눈을 뜬다. 그리고 고통에 차서 어머니를 불렀다.

"엄마! 나 살…… 고…… 싶…… 어. 살……려 줘."

놀라 방으로 들어온 어머니가 그의 뺨을 사정없이 후려쳤다. 그리고 부엌으로 가 해독에 효험이 있다는 팥 삶은 물을 한 그릇 들고 와 그에게 먹였다. 희한하게도 무슨 마음이었는지 그 날 어머니는 그에게 팥죽을 끓여 먹이고 싶어 팥을 삶고 있던 참이었다.

어머니는 그를 병원에 데려가는 대신 다시 108배를 하라고 시켰다. 일곱 살 시절 성철 스님이 있는 백련암에서 그랬던 것처럼 그는 다시 형편없이 비틀거리면서 절을 했다. 그러자 굳어 있던 몸이 조금씩 풀리기 시작했다. 그날도 그는 하루 만 배를 마쳤다.

육신의 고통은 여전했고 마장이라는 환상을 보기도 하면서 그는 그렇게 힘겨운 만 배 백일기도를 마쳤다. 백일기도가 끝나는 날 어머니가 다가와 그에게 큰절을 했다. 그도 어머니에게 맞절을 올렸다.

죽음과도 같은 고통 속에서 백일기도를 마친 그에게 세상은 더 이상 전날의 세상이 아니었다. 자신의 타고난 장애가 곧 자신에게 베푸신 부처님의 자비이자 축복이란 사실을 그는 깨달았다. 그동안 장애인으로서 느껴야 했던 열등감과 피해의식도 말끔히 던져버렸다. 그런 그에게 이제 세상은 더 이상 불안과 공포의 대상이 아니었다. 두렵거나 불가능한 일도 없었다.

그는 한 방송사에서 기획한 실크로드 문화기행에 참가해 9박 10일 동안 실크로드를 여행했다. 그리고 2000년 12월, 역시 방송사 주관 아래 시각장애인과 함께 둘이서 히말라야 트래킹에 도전해 갖가지 어려움을 극복하며 해발 5545m의 칼라파타르 정상 등정에 성공했다. 정상에 올라선 그는 소리쳤다.

"야호! 한경혜! 넌 네 인생의 주인공이야!"

그러는 과정에서 다시 두 차례나 더 만 배 백일기도를 올렸다. 보통사람들에게는 참으로 경악스러운 초인적인 절수행이 아닐 수 없다.

그림을 더 공부하고 싶다는 소망도 마침내 이루었다. 홍익대학교 미술대학원 석사 과정에 합격했다. 그동안 대한민국 미술대전에서 두 번의 특선과 다섯 번의 입선을 하는 성과도 이루었다. 이제는 어엿한 화가로 자신의 그림세계를 펼쳐나갈 수 있게 되었다. 몸도 더욱 좋아져 이제는 외관으로 봐서 보통사람들과 거의 차이를 느낄 수 없을 만큼 신체가 바르고 건강해졌다.

한경혜는 이 모든 놀라운 변화와 축복을 가져온 것이 바로 절이라고 생각한다. 22년간 쉬지 않고 절을 해온 자신의 정성과 이를 가상하게 받아들여주신 부처님의 자비 때문이라고 생각한다.

현재 한경혜 화백은 경남 진영에 모녀가 함께 지은 '작가의 집'에서 작품 활동과 아이들 교육, 이곳을 찾는 내외국인들을 상대로 한 한국전통문화 체험 지도에 눈코 뜰 새 없이 바쁜 나날을 보내고 있다. 인생이란 숨은그림찾기처럼 자신의 삶에 숨겨진 보물을 찾아가는 과정이라고 믿는 한경혜 화백은 앞으로 자신의 삶의 갈피에 숨어 있을 행복을 발견할 희망에 늘 들떠 있다. 오늘도 새로운 인연을 만나듯 즐거운 마음으로 절을 하면서…….

마음의 평화를
불러오는
108배 운동

절은 절을 하는 이의 내면을 성찰하고 정화하는 기능이 있다. 마음과 정성을 다해 절을 하는 동안 늘 외부로만 향해 있던 시선을 내부로 돌려 자신의 본질을 응시하게 된다. 절을 하는 동안 자연스럽게 자신이 안고 있는 여러 가지 문제에 대한 바른 이해와 더불어 해결책을 얻기도 한다.

04.
나를 만나려거든
먼저 삼천 배를 하고 오시오

한국 현대 불교의 큰 봉우리였던 성철 큰스님은 평소 자신의 이름을 사모하여 만나기를 원하는 신도들에게 한 가지 조건을 내걸곤 하셨다. 즉 먼저 불전에서 삼천 배를 드린 다음 자신을 만나러 오라는 것이었다. 이를 큰스님은 '절돈 삼천 원'이라고 표현하셨다. 우리 시대의 큰스님을 만나 지혜로운 말씀을 듣고 이를 통해 자신이 지고 온 무거운 마음의 짐을 내려놓기를 기대했던 신도들은 난데없는 삼천 배 얘기에 의아한 표정을 지었을 법하다. 하지만 절을 하지 않으면 만나주질 않으신다니 도리 없이 부처님 전에 엎드려 절을 하였을 수밖에.

하지만 삼천 배를 하기란 말처럼 그리 만만한 일이 아니다. 경험자가 꼬박 하여도 족히 7시간은 걸리는 힘든 수행이다. 그런데 가까스로 힘들여 삼천 배를 마친 신도들이 정작 성철 스님은 만나지 않고 돌아가는 일이 잦았다고 한다. 부처님 앞에서 삼천 배를 드리는 동안 자신을 돌아보게 되고, 자신이 안고 있는 고통과 번뇌, 분노를 차분히 살피게 됨으로써 스스로 문제의 해답을 얻게 된 까닭이었다.

절은 자신의 몸을 낮춤으로써 상대방에게 공경의 마음을 바치는 예경의 행위다. 그런데 이 절 속에는 단순히 겉으로 드러나는 의식적儀式的 의미만이 아니라 절을 하는 이의 내면을 성찰하고 정화하는 기능이 있다. 마음과 정성을 다해 절을 하는 동안 늘 외부로만 향해 있던 시선을 내부로 돌려 자신의 본질을 응시하게 되고 그럼으로써 자연스럽게 자신이 안고 있는 여러 가지 문제에 대한 바른 이해와 더불어 해결책을 얻기도 하는 것이다. 마음의 고통을 짊어지고 찾아온 신도들에게 먼저 삼천 배를 권한 성철 스님의 뜻이 바로 거기에 있다고 하겠다.

이처럼 절은 공경의 의식으로써, 뛰어난 육체적 건강법으로써 뿐 아니라 마음을 닦고 정신을 수양하는 측면에서도 대단히 유효한 수단이다. 그뿐 아니라 나아가 자신과 세계에 대한 새로운 깨달음을 이끌어 정신을 고양시키고 삶을 풍요롭게 하는 수단이기도 하다. 절을 통해 정신의 수양을 꾀하는 것으로는 대표적인 것이 불가에서 행하는 내면 수행법으로써의 절수행을 들수 있다.

불교와 절

절은 염불, 독경, 참선과 더불어 불교 4대 수행법의 하나다.

스님들의 하루는 절로 시작해서 절로 마감된다 해도 과장이 아닐 만큼 절은 사문沙門들에게 중요한 생활의 일부다. 스님들은 깨달음을 완성한 위대한 성자이자 자신의 본래 스승인 부처에게 지극한 마음으로 절을 하고 스스로 부처의 깨달음을 얻기 위해 절을 한다. 절寺은 절拜을 가르치는 곳이고, 절을 배우는 곳이며, 절을 하는 곳이다. 절拜을 하는 곳이기 때문에 절寺이란 속설은 그래서 생긴 말일 터이다.

불가에서의 절이란 불교의 중요한 세 기둥인 삼보三寶, 즉 거룩하신 부처님(佛 : Buddha), 가르침(法 : Dharma), 스님(僧 : Sanga)에 대한 예경의 행위다. 불교에서는 무릎을 꿇고 이마를 반드시 바닥에 닿게 하는 정례頂禮를 기본으로 한다. 그리고 양 무릎과 두 팔, 이마가 바닥에 닿게 하는 오체투지五體投地의 모습으로 절을 한다. 이는 인간이 할 수 있는 가장 겸허한 자세이며 또한 상대에 대한 가장 극진한 공경의 태도다.

이처럼 자신을 한없이 낮추고 상대를 높이는 행동을 통해 자신의 마음을 채우고 있던 자만심과 오만을 버리고 겸허한 마음을 품게 된다. 그리고 현재 자신이 안고 있는 모든 고통이 자신으로부터 비롯되었다는 사실을 깨닫게 된다.

그러므로 불교에서의 절이 다른 종교의 예배와 다른 점은 신앙하는 신에 대한 맹목적인 공경으로써가 아니라 스스로 자신을 낮추고 내 안의 부처를 찾음으로써 깨달음에 이르는 수행이라는 점이다.

　조선시대 고승 서산대사는 '절은 아상我相을 꺾음으로 진실한 자신에게 돌아가는 것'이라며 절수행을 강조했다. 철저하게 자신을 버리고 버려 진아眞我를 찾아가는 과정이 곧 절이라는 설명이다. 송광사 율원장 지현 스님은 '절수행은 자신에 대한 아상을 버릴 수 있는 가장 좋은 수행법'이라며 '아상을 버리면 부처와 같은 경지에 도달한다는 점에서 절수행은 다른 수행법과 비교해 깨달음에 도달하는 가장 빠른 수행법일 수 있다'고 말한다.

불가에서의 절

합장 저두 合掌低頭

　스님들이 길 위에서 아는 사람을 만났을 때 흔히 행하는 절 형식이다. 그뿐 아니라 부처를 모시는 법당, 도량에서 큰절을 하기 전에 하는 절이기도 하다. 엄밀한 의미에서 저두는 절이라기보다는 일반인들이 하는 가벼운 목례에 가깝다. 스님들이 단체나 가정을 방문할 때 문 앞에 서서 60도 정도로 허리를 굽히고 합장하면서 예를 표하는 것이 바로 합장 저두다.

반배 半拜

　삼보에 예경을 올리는 절은 큰절이 원칙이지만 사정으로 할 수 없는 경우에 반배를 한다. 절 입구에서 법당을 향하여 절할 때, 길에서 스님을 만났을 때, 옥외서 불탑에 절을 할 때, 야외에서 법회를 할 때, 옥내 법회라 하더라도 동참한 대중이 많아서 큰절을 올리기 어려운 경우, 3배나 108배, 1080배, 삼천 배 등의 오체투지하기 전과 마친 후, 부처님 앞에 헌화하거나 향, 초 그 밖의 공양물을 올리기 직전과 올린 후, 법당에 들어가거나 나오기 전, 그리고 기타 필요한 때에 반배를 한다. 이는 합장 반배라고도 하는데 형식은 합장한 자세에서 허리를 60~90도 굽혀서 절하며, 90도 이상 허리를 숙이는 것은 좋지 않다. 앉아서 반배하는 경우는 꿇어앉은 채 고개를 깊이 숙이고 허리를 굽혀서 합장한 자세로 절한다.

고두배 叩頭拜

사찰에서 하는 절은 업장을 소멸하고 삼독심을 물리치기 위해, 그리고 거룩한 불·법·승 삼보에 대한 극진한 공경으로 온몸을 바닥에 던져 절하는 오체투지가 일반적인 절 형식이다. 그러나 아무리 많은 절을 하더라도 부처에 대한 지극한 예경의 마음을 모두 표현할 수는 없다. 따라서 절을 마치고 일어서기 전 부처의 한량없는 공덕을 생각하며 지극한 마음을 더욱 간절하게 표현하기 위해 절의 마지막 끝에 머리를 땅에 다시 한 번 조아리는 고두를 한다. 이를 고두배 또는 유원반배惟願半拜라고도 하는데, 이는 한없이 예경의 절을 하고픈 간절한 심정을 여기서 마치게 되는 아쉬움을 표하는 예법이다.

고두배를 하는 법은 마지막 절을 마치고 몸이 오체투지의 상태에서 팔꿈치를 펴지 말고 머리와 어깨는 들고 손은 얼굴 아래서 합장을 하였다가 손을 풀고 이마를 땅에 댄다.

머리를 들었을 때 시선은 그대로 땅에 두어야 하며 고개를 들고 전방을 주시해서는 안 된다. 머리와 어깨만을 잠깐 들었다 다시 이마를 땅에 대는 단순한 동작으로 할 수도 있고, 머리와 어깨를 약간 들고 팔꿈치를 땅에서 떼지 않은 채 그대로 합장 자세를 취하였다가 즉시 손을 풀고 다시 두 손과 이마를 땅에 대는 방법도 있다.

불가에서는 왜 절을 강조하는가

그렇다면 불가에서 스님들이 절을 하는 참된 까닭은 무엇인가? 무엇을 얻기 위해, 또 무엇을 버리기 위해 날마다 108배 또는 삼천 배, 일만 배 수행에 밤을 도와 정진하는 것일까? 혹여 다른 종교를 가진 독자라도 열린 마음으로 절의 참된 의미를 찬찬히 들여다보자. 불가에서 절을 하는 이유는 정녕 무엇 때문일까.

첫째는 아만我慢을 버리고 복을 받을 수 있는 터전을 이루기 위한 것이다.

자신을 스스로 높이고 남을 업신여기는 교만함, 즉 아만은 사람들이 가장 경계하여야 할 악이다. 아만은 똑똑한 사람, 가진 사람, 명예로운 사람이 더욱 범하기 쉬운 죄다. 높은 성덕을 쌓고 수행이 깊은 사람일수록 더욱 빠지기 쉬운 것이 곧 아만이다. 기독교의 성경에도 '야훼의 가장 큰 사랑을 받던 천사가 교만하여 악마로 변하였다'는 얘기가 있지 않은가.

절은 겸손한 마음으로 돌아가 상대를 공경하는 인간 본성을 되찾는 행위다. 종교를 떠나 절을 한다는 행위는, 그리고 그 마음가짐은 자신을 낮추어 한없이 겸손한 마음으로 돌아가는 것이다.

둘째는 업장業障을 소멸시키기 위한 것이다.

불교에서는 인간의 삶에 고난과 장애가 있는 것은 모두가 업장 때문이라고 본다. 업장은 인간이 전생에 지은 허물로 이승에서 받는 갖가지 장애를 이른다. 전생의 악업으로 인해 현생에서 고통을 받고 있으니 현생에서 행복한 삶을 살아가기 위해서는 반드시 이 업장을 없애야 한다는 게 불가의 전언이다. 불가에서 깨달음을 향하여 행하는 염불이나 참선, 기도 그리고 그 밖의 모든 수행들이 다 업장을 소멸하기 위한 방법들이다.

그 가운데서도 겸손과 참회, 공경의 행위인 절은 가장 좋은 업장 소멸법의 하나다. 하지만 몇 번의 절로 전생의 악업을 모두 없앨 수는 없다. 그래서 거듭 거듭 몸과 마음의 정성을 모아 108배, 일천 배, 삼천 배, 일만 배로 절을 하는 것이다. 그러는 과정을 통해 자신의 몸과 마음에 깃들어 있는 뿌리 깊은 업장, 전생의 인연에서 비롯된 마장魔障이 녹아 없어지고 인간의 첫 모습인 청정한 본성으로 돌아가는 것이다.

셋째는 인간의 몸을 채우고 있는 삼독심三毒心을 버리기 위한 것이다.

불교에서는 인간의 삶을 불안하고 고통스럽게 만드는 것으로 삼독심을 꼽는데 곧 탐심貪心, 진심瞋心, 치심癡心의 세 가지 나쁜 마음을 말한다. 탐심은 탐욕스러운 마음이며, 진심은 화내는 마음이며, 치심은 어리석은 마음이다. 이 탐욕스럽고, 성마르고, 어리석은 마음 때문에 인간은 시기하고 질투하고 미워하고 증오하고, 나아가 살인하고 도둑질하고 음행하는 갖가지 악업을 저지른다.

인간이 살아간다는 것은 어떻게 보면 이 삼독심으로 인한 갖가지 죄업을 하나하나 쌓아가는 일과 다름없다. 겉모양이 아무리 아름답고 번듯해도 인간의 내면은 그 모든 악업이 차곡차곡 쌓여 있는 거대한 곳간이다. 그래서 옛 스님은 말씀하길 '이 몸은 돌아다니는 변소요, 구정물통'이라고 하셨다. 본래 맑은 청정 본성의 인간이 삼독심으로 인해 오물이 가득한 구정물통이 되어 버린 것이다.

그러면 이 몸속의 오물을 어떻게 비우고 씻어내 맑고 깨끗한 본성으로 돌아갈 것인가. 더러운 그릇을 깨끗하게 하려면 먼저 그릇 속의 오물을 비워낸 다음 깨끗한 물로 씻어야 한다.

갖가지 악덕으로 가득 찬 몸과 마음을 비우고 청정한 물로 씻어내는 일, 그것이 바로 절이다. 온몸을 엎드려 절하는 것은 구정물통을 엎어 오물을 쏟아버리는 일이며, 정성을 다하는 것은 맑은 물을 부어 마음 속의 더러움을 씻어내는 일이다. 한 바가지의 물이 덕지덕지 때가 묻은 마음 그릇을 깨끗이 씻어버릴 수 없다. 따라서 날마다 정성을 다해 절을 함으로써 조금씩 자신을 청정하게 만들어가야 한다. 이렇게 거듭 절을 하다보면 마침내 우리의 몸과 마음이 청정해져서 업장이 소멸되고 죄를 지으려는 나쁜 마음이 사라져 부처의 마음에 가까이 다가서게 되는 것이다.

넷째는 참다운 깨달음을 얻기 위한 것이다.

깨달음은 인간과 세상의 본질을 꿰뚫는 진리며 부처가 6년간 고행을 통해 보리수나무 아래서 얻은 진리다. 진리를 깨달은 지혜, 즉 깨달음은 인간을 속박하고 괴롭히는 일체의 번뇌망상을 끊어버릴 때 비로소 얻을 수 있다고 한다. 일신의 문제, 가정의 문제, 사업의 문제로 인간은 늘 수많은 갈등과 번뇌에 사로잡혀 살아가고 있다. 이래서는 피안의 진리에 가까이 다가갈 수 없다. 즉 번뇌의 짙은 안개에 가려 저편 언덕에 있는 진리의 나무를 볼 수 없는 것이다.

수행은 불자들이 깨달음을 얻기 위해 행하는 하나의 방편이다. 즉 정성스러운 수행을 통해 전생의 죄업을 씻어버리고, 현세에 물든 나쁜 가치관과 습관을 끊어버림으로써 번뇌와 집착에서 벗어나 진리를 깨닫게 되는 것이다. 이러한 수행 가운데 깨달음을 얻기 위한 가장 유효한 하나의 방법이 바로 절이다.

몸과 마음에 함께 정성을 들이는 절을 함으로써 몸에 깃든 모든 악습을 물리치고, 마음의 때를 씻어버림으로 진리에 더욱 가깝게 다가갈 수 있다. 절을 통하여 물처럼 맑은 마음이 되어 세상을 바라볼 때 우리는 깨달음에 한 걸음 다가설 수 있다.

다섯째는 몸과 마음을 건강하게 하여 행복하게 살기 위한 것이다.

절을 열심히 하면 몸의 신진대사가 활발하게 이루어져 건강이 향상된다. 또한 여리고 불안한 마음이 강하고 안정되어 세상살이의 간섭으로부터 흔들리거나 고통받지 않게 된다. 작은 세상사에 한없이 흔들리고, 흔한 감기에도 머리를 감싸쥐고 끙끙대는 것이 인간이다. 이처럼 약하디 약한 인간을 강건하고 담대한 인간으로 만들어 안락하고 평안한 삶으로 이끄는 것이 절이다.

절을 하는 이유는 이렇게 많지만 그 하나하나는 모두 행복한 삶을 위한 것이다. 아만이나 업장, 삼독심 등 전생과 이승의 모든 나쁜 습관의 근원을 끊어버리고 몸과 마음을 건강하게 하여 마침내 깨달음에 드는 방편이 곧 절이다. 이렇게 좋은 절을 멀리하거나 기피할 까닭이 없다. 그것은 불교를 믿는 사람이거나 아니거나 마찬가지일 터이다. 종교를 떠나 누구나 절을 해야 하는 이유가 바로 여기에 있다.

불가에서의 108배

불가에서의 108배는 무엇인가? 흔히 불가에서 말하는 108번 뇌와 연관된 것으로, 108가지 번뇌를 소멸시키기 위해 행하는 절수행이다.

번뇌란 자신에 대한 집착에서 일어나는 마음의 갈등을 가리키는 불교 심리용어다. 불교에서는 모든 죄의 바탕을 탐·진·치 삼독이라 보고 이로부터 비롯된 번뇌는 인간을 괴롭히는 모든 악의 근원으로 파악하고 있다. 불교의 이상은 이러한 번뇌를 극복함으로써 열반의 경지에 다다른다고 본다.

그렇다면 왜 108번뇌인가?

사람에게는 육감六感이 있다. 즉 시각(눈)과 청각(귀), 후각(코), 미각(혀), 촉각(몸)에다 뜻(마음)을 합한 것으로, 이처럼 감각을 받아들이는 신체 기관을 불교에서는 육근六根이라 한다. 이 여섯 가지 감각을 통해 인간은 색깔(色)과 소리(聲), 향기(香), 맛(味), 감촉(觸), 법(法) 등을 느낀다. 이처럼 인간은 육근을 통해 세상을 감각하고 인식하고 있다. 이를 또한 육진六塵이라고 한다.

그런데 이 여섯 가지 감각, 즉 육감六感이 육진六塵을 만나게 되면 좋다(好), 나쁘다(惡), 좋지도 나쁘지도 않다(平)는 세 가지 생각을 일으키게 된다. 또 이를 받아들이는 인식에 따라 즐겁다(樂), 괴롭다(苦), 즐겁지도 괴롭지도 않다(捨)는 세 가지 느낌을 가지게 된다.

이처럼 육근과 육진이 부딪힐 때 좋고, 나쁘고, 좋지도 나쁘지도 않고, 즐겁고, 괴롭고, 즐겁지도 괴롭지도 않는 여섯 가지 감각이 나타나므로 인간에게는 서른여섯(6×6) 가지 번뇌가 생겨난다.

그런데 이 36번뇌는 인간이 살아가는 과거와 현재 그리고 미래의 삼세三世에 끊이지 않고 반복되니 108(36×3)번뇌가 되는 것이다.

다른 해석도 있다. 인간의 여섯 가지 감각 작용이 좋다, 나쁘다, 좋지도 나쁘지도 않다고 느낌으로써 18(6×3)가지 느낌이 생겨나고, 여기에는 또 각각 더러움(染)과 깨끗함(淨)이 있으니 36(18×2)가지 느낌이 되고, 이것은 과거·현재·미래에 반복되는 것이니 108(36×3)번뇌가 된다.

하지만 중요한 것은 108번뇌의 살피고 가린 숫자의 상세한 내역이 아니다. 이 108이란 숫자는 오히려 인간이 가진 모든 세세한 번뇌를 통합한 하나의 상징 숫자라고 보는 것이 옳겠다. 사실 인간의 삶에서 일어나는 갖가지 번뇌를 생각해보자면 어찌 108가지에 불과하겠는가. 아마도 그 열 배, 백 배라도 다 적지 못할 만큼 많은 것이 바로 인간사 번뇌다.

그런데 108가지 번뇌든 10800가지 번뇌든 인간의 모든 번뇌는 결국 마음이 빚어내는 장난이다. 육근과 육진이 만나 만들어내는 108번뇌는 인간의 모든 번뇌가 결국 마음으로부터 비롯되므로 이를 벗어나기 위해서는 마음을 다스려야 한다는 사실을 가르치고 있다.

108배는 경건한 마음으로 하는 절을 통해 이러한 번뇌들을 하나씩 다스리고 물리치는 의미를 가진다. 이는 결코 대상에 대한 숭배나 또는 복을 받기 위한 기원의 성격과는 다른 것이다. 이때의 절은 오히려 자신의 마음을 향해 하는 절이다. 곧 육체를 통해 마음을 바라보고 마음속에 자리 잡고 있는 모든 번뇌의 뿌리와 대화를 나누는 일이다. 108배를 일러 '몸과 마음의 대화'라고 하는 까닭이 여기에 있다.

마음과 정성을 다하여 절을 올리는 동안 모든 번뇌의 창조자인 자신과 자신의 마음을 바로 보게 되고, 자신을 괴롭히는 모든 고통의 근원, 곧 아만과 아상을 밝히고 꺾음으로써 마침내 모든 번뇌를 소멸시키는 것, 그것이 곧 불교에서 말하는 108배의 의미다.

05.
이제 108배는 만인의
건강요법이요 수행법이다

"108배가 좋은 건 알겠습니다. 하지만 108이라는 숫자는 불교에서 108번뇌를 상징하는 숫자가 아닙니까? 그래서 꺼려지는데, 다른 운동을 하면 안 될까요?"

가끔 환자들에게 108배를 권유할 때 듣는 말이다. 그럴 때마다 나는 이렇게 말한다.

"108이라는 숫자가 꺼려지면 107배나 109배를 하면 되지 않습니까. 중요한 것은 내 몸과 마음을 건강하고 평화롭게 하는 것인데, 그것이 108배든 107배든 아니면 109배든 무슨 상관이 있겠습니까."

마음을 닦고 몸을 바르게 하는 일은 종교를 초월하여 모든 사람들에게 해당되는 일이다. 108배도 그런 방편의 하나다. 종교를 떠나 108배가 현재의 우리 생활환경에서 마음의 평화와 몸의 건강을 구하기에 가장 이상적인 운동이라고 믿기 때문에 널리 권할 따름이다. 이 점과 관련하여 지난해 대구에서 있었던 108배 행사는 시사하는 바가 크다.

2005년 5월 11일, 대구시 수성구 시지동에 위치한 천주교 고산 성당에서는 참으로 의미 있는 행사가 있었다. 정홍규 주임 신부의 주관 아래 이 성당에서 신부와 가톨릭 신자들, 스님과 불자들, 목사와 기독교인들이 함께 모여 108배를 올리는 행사를 연 것이다.

행사에는 정 신부와 함께 수녀와 신자, 대구시 남구 봉덕3동에 위치한 조계종 은적사의 주지 허운 스님과 신도 등 100여 명이 넘는 사람들이 모여 함께 머리를 숙여 108배를 올렸다. 이들이 절을 하는 동안 우리나라를 대표하는 국악인인 김영동 씨가 만든 108배 명상음반 「생명의 소리」가 은은하게 울려 퍼졌다.

각 종교 간의 화해와 평화를 다짐하는 '부처님 오신 날 경축, 생명의 소리 108배'를 주제로 한 이 날의 행사는 정 신부의 제의로 이루어졌다.

전부터 108배의 매력에 빠져 있던 정 신부는 신자들과 함께 매주 토요일마다 성당에서 108배를 하며 명상을 실천해 오고 있었는데, '부처님 오신 날'을 앞두고 허운 스님 등을 성당에 초대함으로써 종교를 초월한 108배 행사가 이뤄진 것이다. 이들 종

하루 108배, 내 몸을 살리는 10분의 기적

교인들은 이 날의 행사를 계기로 108배를 온 국민이 함께하는 평화의 행사로 널리 전파하기 위해 노력하겠다고 하였다.

신부와 스님, 목사가 함께 어우러져 경건하게 108배를 하는 모습에서 너와 내가 하나가 되어 큰 덕을 이루는 장엄한 화엄의 세계를 보았다고 당시 행사에 참관한 한 신문사 기자는 전했다. 이 '사건'은 108배 운동을 우리 국민들에게 알리고 보급해 국민 건강을 도모하고 나아가 평화로운 사회, 건강한 사회를 이루도록 하겠다는 그동안의 내 생각을 더욱 굳혀주는 계기가 되었다.

원래 불자들이 절수행에서 하는 절은 오체투지의 큰절이다. 오체투지란 몸의 다섯 부분 즉, 양 팔꿈치와 양 무릎 그리고 이마를 땅에 닿도록 엎드려 행하는 절을 말한다. 이는 원래 '접족례'라 하여 온몸을 땅에 던져 절을 하면서 공경하는 사람의 발을 두 손으로 떠받들던 인도의 전통 절 예법에서 유래된 방식으로 자신을 무한히 낮추면서 상대방에게 최대의 공경을 표하는 가장 경건한 예법이다.

108배 운동은 이러한 종교 수행법의 하나로 전해내려 온 절수행을 현대인의 생활에 맞게 적용시킨 것이다. 운동으로써의 108배는 더 이상 종교적인 색채를 띠지 않고, 우리의 몸과 마음을 살리는 모든 이의 운동이자 수행법이다.

새로운 나로 거듭나게 하는 108배

아무리 절이 건강에 좋다고 한들 일반인들이 (종교적 수행 목적이 아니라면) 천 배, 삼천 배, 만 배를 하는 것은 바람직하지도 가능하지도 않다. 따라서 일반인들에게 적합한 절의 건강요법으로써의 효과에 주목해 생활건강법으로 활용한 것이 곧 108배 운동이다.

요즘 들어 108배의 뛰어난 운동 효과를 알게 된 많은 사람들이 이를 생활건강법으로 활용하고 있는데, 그 신체운동의 기능만을 취하는 데서 그칠 게 아니라 그 속에 담긴 본래의 의미, 즉 자신의 마음에 낀 묵은 때를 닦고 참된 본성을 깨달아 새로운 나로 거듭나려는 정신적인 수행에까지 나아가야 할 것이다.

108배 운동의 놀라운 점은, 절수행의 정신적 효과들이 절을 하는 행위 속에서 저절로 나타나 자연스럽게 얻어진다는 점이다. 손을 모아 합장하고 무릎을 꿇고 고개를 숙이는 일련의 동작을 통해 자기도 모르는 사이 저절로 마음에 평정이 찾아오고, 마음의 눈이 열려 자신의 존재를 성찰하게 되는 것이다. 이는 의식적인 노력이 아니라 몸을 낮추어 상대를 공경하는 절의 동작이 몸과 마음을 가르치고 이해시킴으로써 얻게 되는 자연스러운 깨달음이다. 이마를 땅에 대고 가장 낮은 자세로 자신을 낮추는 가운데 저절로 교만하고 사나운 마음이 사라지고 그 대신 겸손하고 너그러운 마음이 생기는 것이다.

실제 108배 운동을 오래 해온 사람들일수록 신체의 건강이 향상됨은 물론 성품이 겸손해지고 너그러워지면서, 긍정적이고 낙

천적으로 변해가는 것을 뚜렷이 목격할 수 있었다. 이는 108배가 지닌 정신적 효과들이 겉으로 드러난 결과다.

올해 초 기품 있는 차림의 중년 여인이 남편과 함께 한의원을 찾아왔다. 남편이 만성피로와 지방간, 고혈압 증세가 심해 찾아온 것이다. 나는 여느 때처럼 필요한 의학적 처치를 한 뒤, 108배의 장점을 한참 동안 역설하고 내일부터라도 당장 108배 운동을 시작할 것을 권했다.

심상한 표정으로 남편이 돌아간 지 석 달이 지났을 무렵, 눈에 띄게 밝아진 표정으로 부인이 다시 찾아왔다. 남편의 증세가 호전되었으리라 짐작하고 있었는데 정작 부인은 조금 다른 각도에서 그간의 변화를 말했다.

경상도 출신의 고위 공무원인 남편은 밖에서는 경우 바르고 능력 있는 사람으로 정평이 자자하지만 정작 집안에서는 권위적이고 오만하고, 말을 건네기가 불안할 정도로 자주 화를 내는 사람이었다고 했다. 남편과 한 방에 있으면 공기 속에 바늘이 떠다니는 것처럼 불안할 정도였다니 그동안 부인이 겪은 고통이 어느 정도일지 짐작조차 하기 어려운 일이었다. 쉰 고개를 넘어서면서도 남편의 성정은 변함이 없고 급기야 부인이 자율신경실조증과 불면증 등의 신경질환을 얻어 병원 치료를 받기에 이르렀다.

그런데 아내의 간곡한 권유에 마지못해 108배 운동을 시작한 지 오래지 않아 그 거칠고 오만하던 남편이 눈에 띄게 너그러워지고 온유해지는 것을 느낄 수 있었다고 했다. 결혼 후 한 번도 손을 댄 적이 없던 집안일을 스스로 하기도 하고, 부인이나 아이들을 대하는 말이나 태도가 넉넉하고 부드럽게 변하기 시작한 것이었다. 온 가족을 불안하게 하던 남편의 지병도 뚜렷이 차도를 보이고 있었음은 물론이다.

부인은 처음 이런 남편의 변화가 병세의 호전에 따른 일시적인 기분 탓일 거라고 짐작했다. 하지만 점점 뚜렷이 바뀌어가는 남편을 보며 그 연유를 따져보게 되었고, 혹시 아침마다 하는 그 108배가 남편을 이렇게 바꾼 것이 아닌가 하는 생각이 들기 시작했다는 것이다.

이는 조금의 보탬도 없는 부인의 전언 그대로다. 이처럼 108배를 하게 되면 신체의 병적 증세 개선은 물론 그보다 오히려 정신의 개선이 더욱 빠른 효과로 나타나는 경우가 허다하다.

실상 인간이란 세상일에 대해서는 모르는 것이 없는 것처럼 보이지만, 정작 자신의 마음, 자신의 내면에 대해서는 얼마나 어두운 청맹과니들인가. 그리하여 자신의 어두운 마음이 빚어내는 갖가지 문제들로 인해 스스로 고통스러워하고 슬퍼한다. 자신뿐 아니라 타인에게도 상처를 주고 고통을 준다.

명상이나 좌선 같은 마음을 닦는 법들이 최근 들어 현대인의 정신건강법으로 크게 주목받고 있는 까닭도 따지고보면 과중한 스트레스로 인한 현대인들의 불안과 긴장이 위험한 지경에 이르고 있다는 사실의 반증이다.

108배는 이러한 현대인의 지치고 경직되고 불안한 마음을 안정시키는 데 아주 좋은 운동요법이다. 신체운동을 통해 인체 면역기능을 향상시키고 스트레스를 줄임과 아울러 마음의 평화를 가져와 몸과 마음이 다같이 강건해지는 궁극적인 건강을 얻을 수 있다.

몸과 마음을 동시에 살리는 108배

소화가 안 돼요, 가슴이 꽉 막힌 것 같고 답답해서 죽겠어요, 목구멍에 뭐가 차올라 있는 것 같아요, 음식을 먹어도 맛을 모르겠어요, 혀가 마비되었는지 말이 잘 안 나와요, 귀에서 자꾸 소리가 나요, 전화벨 소리만 들리면 가슴이 두근두근 뛰어요…….

종종 이런 증상들을 호소하는 환자들이 있다. 병원에서 온갖 검사를 해도 아무 이상 없다며 신경성이니 잘 먹고 잘 쉬면 괜찮아질 거라고 하는데, 그런 지가 벌써 몇 년째. 검사해보면 아무 이상도 없다는데 이런 증상은 분명히 몇 년씩 지속되니 당사자로서는 괴로운 노릇이다.

이런 증상을 한의학에서는 심신증心神症, 서양의학에서는 주로 자율신경실조증이라고 부른다. 자율신경이란 말 그대로 우리의 의식과는 무관하게 스스로 작동하는 신경을 말한다. 이러한 자율신경은 생명을 유지하는 데 필수적인 맥박과 호흡, 혈압, 소화, 성기능 등을 담당하고 있다.

그런데 이 자율신경은 교감신경과 부교감신경을 축으로 움직인다. 학창 시절의 생물 시간을 떠올려보면 어렴풋이 이러한 용어가 기억날 것이다. 교감신경과 부교감신경은 길항작용을 한다. 서로가 반대되는 작용을 하여, 한 쪽의 작용을 우세하게 하는 동시에 다른 한 쪽의 작용을 위축시킨다. 이 두 신경의 적절한 조절을 통하여 평상시에는 몸과 마음이 평온한 상태를 유지하다가 비상시에는 몸과 마음을 바짝 긴장시킴으로써 위급함에 신속히 대처할 수 있는 것이다.

이러한 자율신경 가운데 교감신경은 비상시에 작용하는 신경이다. 다시 말해서 맥박과 호흡, 혈압 등이 빠르게 상승하여 인체가 짧은 시간 안에 큰 힘을 발휘할 수 있게 한다. 동공은 확대되며 침이 바싹바싹 마르고, 숨이 차며, 가슴은 두근거리게 된다. 몸과 마음이 모두 긴장되는 것이다. 반면, 소화나 배설, 성 기능과 같은 한가한 작용은 억제한다. 교감신경이 항진되게 되면 우리는 늘 긴장상태에 놓이게 된다.

반면 평온한 상태에서 작동하는 부교감신경은 교감신경과 정반대의 작용을 한다. 전신의 근육이 이완되면서 소화와 배설을 촉진하고 발기는 일으키지만, 사정은 늦춤으로써 원활한 성생활이 이루어지게 한다. 부교감신경이 우세하게 되면 마음은 편안해지고 전신의 근육은 부드럽게 이완된다.

교감신경이 생존을 위한 투쟁에 필요하다면 부교감신경은 평온한 생활을 영위하기 위해 필요하다.

인체가 건강을 유지하려면 이 두 가지 신경이 조화를 이뤄야 한다. 하지만 문제는 대부분의 현대인들이 만성적인 교감신경 우위 상태에 놓여 있다는 것이다. 적자생존의 각박한 경쟁 가운데서 과도한 스트레스에 만성적으로 시달리며 살아가고 있기 때문이다.

이렇게 되면 자율신경실조증이 나타난다. 비정상적으로 우세해진 교감신경이 인체를 탈진 상태로 몰아간 나머지 자율신경이 뒤죽박죽 엉킨다. 소화불량, 불면증, 원인 불명의 근육통, 요실금, 가슴 두근거림, 변비와 설사, 과민성 대장 증후군 등 현대인이 호소하는 증상의 대부분이 자율신경실조증과 밀접한 관련이 있다. 이들의 특징은 검사로는 아무런 이상도 발견되지 않는다는 것이다. 그래서 흔히 "신경성이니까, 규칙적으로 식사하시고 잘 쉬세요"라는 말만 듣게 된다. 일상생활에 다소 불편이 있지만 그래도 여기까지라면 큰 문제는 발생하지 않았다고 할 수 있다.

하지만 이러한 교감신경 우위 상태가 장기간 지속되면 혈압과 혈당의 상승 및 면역력 저하로 이어져 심각한 질환을 유발할 수 있다. 곧 고혈압, 심장병, 당뇨, 뇌졸중, 암에 이르기까지 생명을 위협하는 질환들이 교감신경의 만성적인 항진 상태로 인해 발생할 수 있다. 최근의 한 연구에 따르면 위암환자는 100세 이상의 장수 노인들에 비해 평소 8배나 많은 스트레스에 시달리면서 살아왔던 것으로 밝혀졌다.

건강과 장수를 위해서는 자율신경의 무게 중심을 교감신경에서 부교감신경으로 옮겨와야 한다. 취미 생활이든, 명상이든, 운동이든 그것이 무엇이든 간에 편안함과 행복감을 느낄 수 있는 자신만의 노하우가 있어야 한다는 말이다. 그 좋은 방법의 하나로 108배 운동을 제안한다. 108배야말로 비용·시간·장소·연령에 아무런 구애도 받지 않고 몸과 마음을 살리는 운동이다. 치열한 생존 경쟁을 치르며 사느라 성이 날 대로 난 자율신경을 달래어 마음의 평화를 얻음으로써 우리 몸의 건강을 지켜주는 운동이다.

108배는 달리기나 구기 종목 등의 격렬한 운동에 비해 활동량은 적을지 모르지만, 그 동작 하나 하나와 들숨 날숨의 호흡을 통해, 자신의 삶에 대한 반성과 명상을 운동 과정에 담고 있다는 점에서 체력 향상만을 위한 운동보다 한 차원 높은 운동이라고 할 수 있다. 자율신경의 조화를 위해 더 할 나위 없이 이상적인 운동인 셈이다.

중년 여성의 홧병과 우울증 등의 심인성 질환과 중년남성의 발기부전, 조루 등에도 108배 운동은 탁월한 효과를 발휘한다. 위에 열거한 질환들이 뇌의 기질적 장애나 당뇨, 고혈압 등 만성 질환의 합병증으로 오지 않았다면, 대부분 신경의 문제라고 봐야 한다. 여기서 신경이란 의지와는 상관없는 자율신경을 말하는 것은 물론이다.

평소 가정과 사회생활에서 만성적인 스트레스에 시달렸을 경우 이러한 증세가 나타나게 되는데 108배 운동으로 자율신경실조 상태를 완화할 수 있다면 홧병이나 우울증, 발기부전과 같은 중년층의 고민들은 오히려 쉽게 해결될 수 있다.

자신의 신경이 잠시도 쉬지를 못해 날카롭게 날이 서 있다면 108배 운동으로 교감신경을 누그러뜨려보자. 틀림없이 당신은 물론 당신 주변의 사람들도 변화를 느낄 수 있을 것이다.

여러분도 108배 운동을 통해 심신의 건강을 얻고 창조적 영감이 샘솟는 기쁨을 누려보길 바란다.

몸에는 활력을, 마음에는 평화를 주는 108배

앞서 말한 대로 108배는 몸을 건강하게 하는 데 많은 장점을 지닌 뛰어난 운동이다. 즉 신체 각 부분을 골고루 활용하는 전신 운동이면서, 신체에 적절한 운동 효과를 주는 저강도의 유산소 운동이다. 그뿐 아니라 운동과정에서 저절로 복식호흡·단전호흡이 이루어져 신체 내의 기 순환을 최대한 원활하게 해주는 운동이다. 게다가 108배는 자신을 한없이 낮추고 상대를 공경하는 예경 행위를 통해 스스로의 마음을 살피고 밝혀 몸에 깃든 나쁜 습관과 마음에 낀 온갖 잡념을 물리쳐 청정한 몸과 마음을 갖도록 하는 마음수행이다.

신체를 강건하게 한다는 점에서 108배는 운동이지만, 마음과 정신을 다스린다는 점에서 108배는 마음수양이기도 하다. 이처럼 운동이자 수양이요, 몸에 대한 훈련이자 마음에 대한 공부인 것이 곧 108배다.

절이 죽은 몸을 다시 살리다

_하루 108배, 100일의 기적을 체험한 후 절수행에 매진한 청견 스님

청견 스님은 한국 불교에서 절수행에 관한 독보적인 존재다. 지난 1983년 이래 불가의 수행자로서 청견 스님이 절수행에 쏟은 행적은 보통사람들의 상상을 아득히 뛰어넘는다.

본격적으로 절수행에 매진한 지난 1983년 이래 2000년 말까지만 잡아도 그는 500만 배 이상의 절을 했다. 17년간 한 해 평균 29만 배를 한 셈이다. 하루 삼천 배는 다반사이고, 그 삼천 배를 1천 일간 하고, 하루 일만 배를 100일간 수행하기도 했다.

하지만 청견 스님의 절 사랑에 진정으로 놀라운 점은 절을 행한 숫자가 아니다. 스님은 누구보다도 뜨거운 열정을 가지고, 절이 지닌 탁월한 건강법으로써 그리고 정신 수양법으로써 놀라운 효과를 전파하고 있다. 경기도 양평 소리산에 있는 스님의 법왕정사는 불자들뿐 아니라 일반인들에게까지 절을 가르치는 명실공히 절의 종합수련원의 역할을 하고 있는데, 그동안 이곳에서 배출된 절 수련자들만 해도 수만 명을 헤아린다.

그뿐 아니라 다양한 불교 행사와 일반 문화 행사마다 손수 절

의 전법사로 나서 절하는 방법과 그 효용성에 대해 강의하는 일로 눈코 뜰 새 없이 바쁘다. 절의 전파에 기울이는 그의 노력과 정성은 절에 대한 남다른 사랑과 열정 없이는 흉내도 낼 수 없는 경지다.

청견 스님이 이처럼 절에 놀라운 열정을 보인 것은 절에 얽힌 남다른 인연이 있기 때문이다. 청견 스님도 절수행에 본격적으로 매진하기 전까지는 여느 스님들과 다를 바 없는 전형적인 참선 수행자였다. 대학을 졸업한 후 논산 쌍계사에서 동진 출가한 스님은 모든 일에 적극적이어서 참선수행에도 남다른 열정을 바쳐왔는데, 법복을 입은 처음 10년 동안 지리산·설악산·태백산 등의 토굴에서 일념으로 참선수행에 매진해왔다.

그러던 중 1980년 초 육신이 심하게 망가지는 불의의 사고를 당했다. 왼쪽 고관절이 빠져 일어서지도 못하고 앉지도 못해 누워만 있어야 하는 처지가 되었다. 힘이 없어서 스스로 목숨을 끊을 수도 없을 지경이었다.

온몸을 엄습하는 고통을 참기 어려워 은사 스님께 고통을 호소하니 '염불이나 하시게' 라는 대답이었다. 도리 없이 자리보전을 한 3년 동안 통증이 심할 때마다 염불과 함께 일념으로 부처님 명호를 염송했다. 그런 어느 순간 호흡도 초월하고, 몸의 고통도 초월하고, 번뇌 망상도 초월하는 삼매에 들게 되었다. 육신의 고통을 물리쳐주신 부처님의 가피에 감사하며 그는 그 마음으로 지난 10년간은 참선만 하였고, 또 3년간은 염불만 외웠으니, 앞으로 3년간은 몸을 바쳐 부처님께 예배 공양을 드리겠다고 마음먹었다. 그리하여 시작한 것이 바로 절이었다.

하지만 여전히 스스로 운신하기 어려운 몸이었다. 그는 사람들의 부축을 받으며 법당으로 가 힘겹게 절을 시작했다. 하지만 혼자서는 서기도 어려운 몸이라 죽을 힘을 다해 절을 해도 고작 세 번을 넘기지 못했다. 주위의 부축을 받지 않으면 몸이 무너져 내려 단 한 번도 절을 할 수 없는 형편이었다. 평소 65킬로그램이던 체중이 44킬로그램으로 줄었을 만큼 쇠약해져 있었다. 하지만 그럼에도 그는 스님들의 도움을 입어가며 끈질기게 절을 계속했다.

부축을 받으며 절을 시작한 지 100일 정도가 지나자 혼자 힘으로 가까스로 108배를 할 수 있을 정도가 되었다. 그는 더욱 간절하게 정성스런 마음으로 절에 매진했다. 그러자 조금씩 몸이 회복되기 시작했다. 절수행을 시작한 지 1년 남짓 되자 어느 정도 몸을 추스릴 수 있을 만큼 회복되었다. 그는 더욱 절수행에 전심을 기울였다.

몸이 좋아지기 시작하면서 그는 하루 삼천 배씩으로 절 횟수를 늘렸다. 그리고 삼천 배 일천 일 기도, 일만 배 일백 일 기도 등 보통사람으로서는 엄두도 못 낼 엄청난 절수행을 시작했다. 수없이 많은 절을 하면서 스스로 건강에 유익한 동작과 올바른 호흡법을 익히게 되었고, 건강이 빠르게 좋아지는 것을 스스로 느낄 수 있었다.

사고를 당하기 이전보다 더욱 건강한 몸이 되었다. 절을 통해 몸과 마음에 있던 나쁜 기운이 쏙 빠져 나갔다는 느낌이 든 이후부터 아무리 많은 절을 해도 지치거나 힘들지 않았다. 앓아서 드러누워 본 적이 없었으며 흔한 감기몸살 한번 걸리지 않았다.

좋은 것을 세상 사람들과 함께 나눔은 부처님의 법을 행하는 수행자의 마땅한 도리다. 절의 효능을 누구보다 깊이 체험한 청견 스님은 스스로 사람들에게 절을 전파하기로 마음먹었다. 이는 절이 건강법으로, 정신수양법으로 놀라운 효과를 가지고 있음에도 절을 제대로 알고, 이를 가르치는 사람이 없었기 때문이기도 하였다.

지난 1997년부터 양평군 소리산에 있는 한 토굴에서 절수행을 행해오던 스님은 2000년 이곳에 법왕정사를 열고 본격적인 절수행 전파에 나섰다.

이곳에서는 날마다 하루 6시간의 절수행 프로그램이 행해지고 있다. 또 매주 토요일에는 직장인을 위한 철야 정진 코스를 개설해 놓고 있으며, 방학기간에는 초등·중등·고등·대학생을 위한 참선 캠프도 열어 다양한 연령과 직업에 따른 정진 프로그램을 개설하고 있다. 또 수시로 삼천 배 철야 정진과 2박 3일 일만 배 정진 프로그램을 진행하고 있다. 최근에는 이곳의 절 체험 행사가 하나의 문화 행사로 세간에 널리 알려지기에 이르렀다.

그러면서 스님은 말할 수 없이 바쁜 몸이 되었다. 매일 계속되는 법왕정사의 절수행 프로그램뿐 아니라 외부의 다양한 행사에 초청받아 강연하는 일이 잦아졌다. 이러한 강의에서 두 시간이 넘게 큰 소리로 절을 가르치는 일이 결코 쉽지는 않다. 강의를 쉬는 시간엔 수행상담 지도를 하고, 절을 배우는 사람들과 함께 삼천 배를 한다. 하지만 그럼에도 피곤함을 느끼기는커녕 더욱 온몸으로 활력을 느낄 정도이니 철인이 되어가는 기분이다.

지난 2000년에는 그간의 절에 대한 자신의 연구와 경험, 수행자들의 체험을 정리하여 절을 하려는 사람들의 길라잡이 역할을 할 수 있는 책을 발간하기도 하였다. 지난 2002년 5월 법왕정사에서는 불교 역사상 처음으로 '100만 불자 108배 1만일 결사' 행사를 가졌다. 700여 명의 사람들이 참석한 이날 행사에는 참가자들의 108배가 포함된 '결사 대법회'와 타악기 명인 김대환의 연주, 전위연극인 무세중의 퍼포먼스, 서양화가 이수의 행위극 등으로 구성된 '소리산 문화축제'가 이어졌다.

2004년에는 서울에 법왕정사 참선캠프를 열고 더욱 많은 사람들에게 절수행을 전파하고 있다.

"불국정토 만드는 일이 별건가요. 저는 불자 100만 명이 매일 108배를 하는 그런 날이 온다면 불국정토는 저절로 이뤄질 수 있다고 생각합니다."

재가불자의 양성이야말로 한국불교의 미래를 기약하는 참된 불사라는 것이 청견 스님의 생각이다. 그가 수행 전문 도량인 법왕정사를 연 것도, 또 불자들과 함께 108배 1만 일 결사를 시작한 것도 바로 이런 이유 때문이다.

절을 하는 데 있어서 스님은 유난히 호흡의 중요성을 강조한다. 반복되는 절 동작과 호흡이 올바르게 조화를 이룰 때만이 심신의 균형을 가져오며 절의 효과를 제대로 얻을 수 있다. 호흡이 제대로 되고 동작이 바르게 잡히면 아무리 많은 절을 해도 지치지 않으며 오히려 더욱 몸과 마음이 가벼워지고 숨결은 고요해진다. 호흡을 통해 전신의 기혈순환이 원활하게 이루어지는 까닭이다.

또 한 가지, 스님이 밝히는 절 잘하는 요령은 절을 할 때 마음을 비우고 밝은 얼굴로 하라는 것이다. 편안한 마음과 밝은 미소로 절을 하면 전혀 힘들지 않을 뿐 아니라 신체의 리듬을 건강하게 만들어주는 호르몬인 엔돌핀이 나와 저절로 환희심을 갖게 된다. 반면에 불안한 마음과 찡그린 얼굴로 절을 하게 되면 인체에 해로운 호르몬인 아드레날린이 나와 숨결이 가빠지고 혈압이 상승해 몸에 좋지 않을 뿐 아니라 번뇌 망상이 끊이지 않아 수행은커녕 오히려 몸과 마음을 해치게 된다.

절을 통해 신체를 강건하게 하고 부처의 마음을 얻어 이 땅을 불국정토로 만드는 것, 그것이 오늘도 청견 스님이 절을 가르치고 스스로 절을 하는 이유다.

＊법왕정사 참선캠프 www.dkt.or.kr

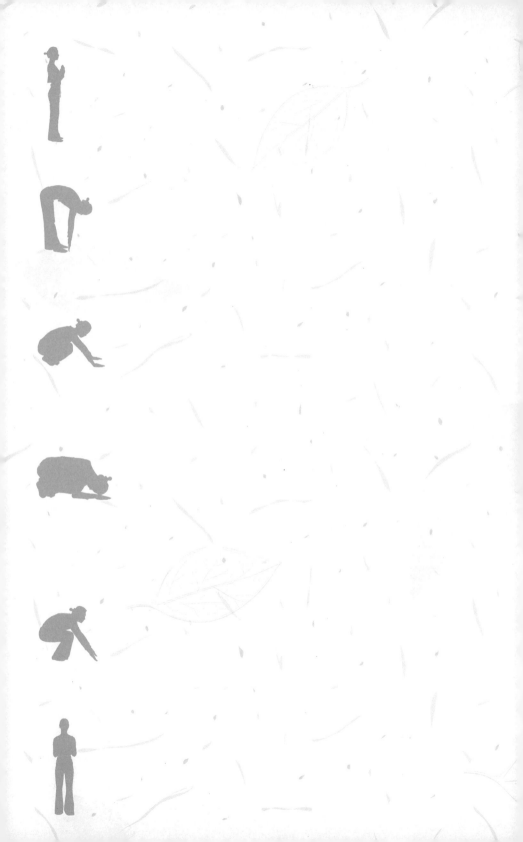

제 3 부

절을
잘하는 법

어린 시절 나의 부친은 며칠간 출타했다 집으로 돌아올 때면 반드시 사랑 섬돌

아래 엎드려 조부께 큰절을 올리며 귀가를 고하고 안부를 여쭙곤 했다. 엄숙하고

경건하고 극진한 그 모습은 어린 내 눈에 참으로 아름다운 풍경으로 지금도 기억

속에 생생하다.

06

절을 할 때는 적합한 몸가짐과 마음가짐이 필요하다

어린 시절 나의 부친은 며칠간 출타했다 집으로 돌아올 때면 반드시 사랑 섬돌 아래 엎드려 조부께 큰절을 올리며 귀가를 고하고 안부를 여쭙곤 했다. 엄숙하고 경건하고 극진한 그 모습은 어린 내 눈에 참으로 아름다운 풍경으로 지금도 기억 속에 생생하다.

절은 자신을 낮추고 상대방에게 공경의 뜻을 나타내는 정중한 인사예절이다. 자식이 부모에게, 제자가 스승에게, 신하가 임금에게 최대한의 공경과 존중의 마음을 담아 경건히 고개 숙이는 것이 곧 절이다. 따라서 이때의 절은 하는 사람과 받는 사람의 관계에서 이루어지는 가장 엄숙하고 경건한 '나눔의 의식'이 된다.

이런 까닭에 예전에는 절을 하는 방식이나 절차에 엄격한 구분을 요구했다. 즉 공경하는 정도나 상황 및 대상에 따라 하는 방법이 달랐는데, 남자와 여자가 하는 방식을 구분하였으며, 절을 하는 사람과 받는 사람의 관계를 구분하였으며, 절을 하는 장소와 시간을 구분하였고, 심지어 절을 받는 사람의 태도에 대해서도 엄격한 규칙을 정해 놓았다.

하지만 요즘은 그런 절의 문화가 많이 사라졌다. 일상에서 절을 하는 일은 거의 찾아볼 수 없게 되었고, 제사나 문상, 명절 세배 같은 의례 속에서 겨우 그 명맥을 잇고 있다. 하지만 비록 절을 할 기회가 줄어들고 그 형식도 많이 간소화되었지만 절을 올리는 이의 마음과 정성만큼은 어느 경우든 절이란 형식 속에 오롯이 남아 있다. 언제 어느 곳에서 하든 절은 자신의 마음을 낮추어 상대에게 최상의 공경을 나타내는 행위란 사실에는 변함이 없다. 그런데 이 경건한 인사법이 신체를 건강하게 하고 마음을 안정시키는 최고의 운동법이 되는 것이다. 그렇다면 절을 어떻게 해야 가장 바람직한 효과를 볼 수 있을까?

절은 기운을 소진하는 운동이 아니라 기운을 생성하는 운동이다

수년 전 개봉되어 관심을 끈 「달마야 놀자」란 영화가 있다. 어찌어찌하여 깊은 산사로 숨어든 조폭 일당들과 이들로부터 절을 지키려는 스님들 간의 갖가지 포복절도할 대결을 소재로 한, 기발한 아이디어가 돋보이는 영화였다.

영화에서 조폭들은 스님과 '절 대결'을 벌여 당분간 절에 눌러 앉을 기회를 얻으려 한다. 그리하여 조폭과 스님들이 삼천 배 빨리하기 대결을 벌이는데, 승부의 결과는 물론 자명하다. 처음부터 체력을 앞세워 속전속결로 절을 해나가던 조폭은 얼마 못가 기진해 몸을 일으키지도 못할 지경에 이른다. 하지만 조용하고 절제된 동작으로 절을 하는 스님은 시간이 지날수록 지치기는커녕 더욱 힘이 나는 듯하다.

절을 하는 데에도 올바른 방법이 필요하다는 사실을 보여준 재미있는 에피소드다. 모든 운동이 그러하지만 108배도 바른 자세와 동작이 있고 이는 몸에 무리를 주지 않으면서도 운동 효과를 향상시키는 것과 매우 밀접한 관계가 있다. 그렇다면 108배의 올바른 운동법이란 어떤 것인가.

108배의 절하는 방법은 우리의 전통적인 예법인 큰절과 불교 수행자들의 예법인 절수행에 그 형식과 정신을 의지함이 크다. 따라서 여기에서는 우선 우리의 전통예법인 큰절과 불가에서의 절을 살핀 뒤 108배의 올바른 절하는 법에 대해 알아보자.

오체투지五體投地 : 불가에서의 절

불자들은 법당에 들어가면 우선 합장 반배를 한 다음 부처에게 오체투지의 큰절을 세 번 거듭한다. 오체투지란 양무릎과 양

팔꿈치, 그리고 이마 등 몸의 다섯 부분을 바닥에 닿게 하여 절하는 방법이다. 이외에도 불교에서 흔히 하는 절로 합장 저두, 반배, 고두배叩頭拜 등의 다양한 절형식이 있지만 부처에게 하는 절은 이 오체투지의 큰절을 기본으로 삼는다.

오체투지는 원래 접족례接足禮라 하여 온몸을 땅에 던져 절을 하면서 공경하는 이의 발을 두 손으로 떠받드는 고대 인도의 예법에서 유래된 것으로, 오늘날 우리나라 사찰에서는 우리의 전래 예법인 큰절의 형식을 원용하면서 몸의 다섯 부분을 바닥에 닿도록 하는 것으로 양식화되었다.

오체투지는 인간이 할 수 있는 가장 겸허한 자세이며 또한 상대에 대한 가장 극진한 공경의 태도이다. 자신을 최대한 낮춤으로써 마음속에 자리 잡은 아만과 아상을 떨치고, 아울러 삼보에 대해 최대의 존경을 표한다. 이러한 절을 반복하여 행함으로써 불자들은 바람직한 수행의 효과를 얻는다.

절에서 오체투지 하는 법

① 합장하고 반배한다.

몸을 반듯이 세운 채 양손을 들어 가볍게 합장한다. 합장은 말 그대로 두 손을 모아붙이는 자세로, 부처께 귀의한다는 것을 의미하는 동시에 흐트러진 마음을 한 곳으로 모아 모든 정성을 다

한다는 의미를 갖고 있다. 이때 오른손은 부처의 세계를, 왼손은 중생인 자기를 상징하며, 부처의 세계에 자기의 마음을 하나로 합침으로써 절대적인 권위를 바친다는 의미가 있다.

그런 다음 똑바로 선 자세에서 합장하고 허리를 60도쯤 굽혀 반배한다. 반배가 끝난 다음 다시 몸을 똑바로 세운다. 이때 얼굴은 다소곳이 숙인 듯하고 합장한 양팔꿈치는 겨드랑이에 살며시 붙인 듯한다.

② 무릎을 꿇는다.

큰절의 사실상 첫 번째 동작이다. 몸을 반듯이 세운 자세 그대로 두 무릎만 바닥에 대고 꿇어앉는다. 이때 두 무릎이 벌어지지 않도록 나란히 붙여야 하며, 발끝을 세워 바닥을 딛고 있는 자세가 되도록 한다. 둔부는 세운 발뒤꿈치에 가볍게 닿도록 하고, 시선은 정면을 바라본다.

③ 오른손으로 바닥을 짚으며 두 발을 편다.

몸의 자세를 낮추면서 합장한 손을 풀고 오른손을 내밀어 바닥을 짚음과 동시에 세운 발끝을 펴 발등이 바닥에 닿도록 한다. 왼손은 가슴에 대고 있으면 된다. 이때 두 발은 오른발이 아래에 놓이고 그 위에 왼발이 놓이면서 X자로 교차되도록 한다.

오른손 끝은 앞을 향하게 하고, 손을 짚는 위치는 오른 무릎 앞으로 하며, 이마가 바닥에 닿을 위치를 고려하여 적당하게 가

늠한다. 오른손을 먼저 내미는 까닭은 오른손을 왼손보다 귀히 여기는 옛날 인도의 관습에 따랐다는 설, 또는 스님들이 절을 할 때에 입고 있는 가사가 앞으로 내려오는 것을 왼손으로 받치기 위해서 왼손이 늦게 바닥을 짚는 것이라는 설이 있다.

④ 왼손으로 바닥을 짚으며 이마를 바닥에 댄다.

허리를 깊이 숙이면서 왼손을 내밀어 오른손과 적당한 간격으로 나란히 하여 왼쪽 무릎 앞에 놓고 머리를 숙여 이마와 코를 두 손 사이의 바닥에 닿도록 한다. 그럼으로 완전한 오체투지가 이루어진다. 즉 이마를 바닥에 대고, 두 손과 두 무릎이 바닥에 밀착된 상태다. 바닥에 닿은 이마 양편에 두 손이 가지런히 놓이고, 팔꿈치도 자연스럽게 바닥에 닿아 있다. 두 무릎과 발목도 펼쳐 바닥에 밀착된 상태다. 둔부는 발뒤꿈치에 붙여 몸의 뒷부분이 들리지 않도록 자세를 낮춘다.

⑤ 부처님의 발을 받드는 접족례

완전히 자세를 낮추어 오체투지가 이루어진 상태에서 손바닥을 뒤집어 젖혀 위를 향해 올린다. 이는 옛 인도에서 불자들이 엎드려 부처님의 발을 받들었던 행위에서 유래된 동작이다. 이 또한 자신을 철저하게 낮추고 상대방을 최대한 공경한다는 의미를 담고 있다.

오체투지 자세에서 바닥을 짚고 있던 두 손을 뒤집은 뒤 손바닥이 위를 향하게 하여 귀 높이까지 들어올린다. 이때 손바닥이 곧게 펴진 상태를 그대로 유지하여 손의 모양이 흩어지지 않게 들어올려야 하며 왼손과 오른손이 엇갈려 올라가서는 안 된다. 팔꿈치는 무릎 끝 앞에 닿거나 두 무릎 사이에서 한 뼘 이내로 떨어지게 하며 손과 손목은 똑바로 편다. 이 동작은 두 손바닥에 부처님의 발이 놓여지고 조심스럽게 이를 들어올린다는 의미가 담겨 있으므로 최대한 경건함이 담겨 있어야 한다.

⑥ 다시 두 손을 바닥에 붙여 오체투지한다.

일어서는 동작은 오체투지를 하는 순서의 정반대다. 위를 향해 올려진 손을 가볍게 내려 바닥에 댄다. 즉 다시 오체투지 자세를 이룬다.

⑦ 오른손을 밀어 몸을 일으킨다.

오른손으로 바닥을 밀면서 상체를 45도쯤 일으키면서 왼손을 가슴으로 가져온다. 일어서는 동작은 오체투지가 이루어진 후에 이를 거두어들이는 동작이므로 자세가 흐트러지지 않게 유의하면서 간단한 동작만 주의를 기울여 취하면 된다.

⑧ 무릎을 꿇은 채 몸을 일으킨다.

상체를 지면과 수직이 되도록 완전히 일으켜 세우고 합장한다. 이때 X 자로 교차된 발은 풀어 발끝이 바닥을 짚도록 한다.

⑨ **일어서 합장한다.**

몸의 반동을 이용해 두 발로 동시에 바닥을 밀면서 일어서서 경건히 합장한다.

07.
운동으로써
108배를 제대로 하는 법

앞에서 108배 절 동작의 기원을 살펴보기 위해, 불가에서의 절에 대해서 간략히 살펴보았다. 하지만 여기에서 우리가 하려는 108배 운동은 이와는 조금 다른 형식을 갖는다. 종교적인 수행으로서의 108배가 아니라 우리의 몸과 마음을 건강하게 하는 운동으로서의 108배이기 때문이다.

운동의 방편으로 행하는 108배는 불가나 우리 전통 예법의 그것처럼 엄격하게 정해진 규범으로서의 절 동작은 아니다. 운동의 목적에 맞게 최대한의 운동 효과를 가져올 수 있는 방법이 가장 좋다.

따라서 몸에 무리를 주지 않는 한도 내에서 편하게 할 수 있고, 그러면서도 운동 효과를 극대화시킬 수 있는 방법을 여러 절의 형식에서 적절히 취사하여 '운동으로서의 108배'가 새롭게 확립되었다. 신체 각 부위를 적절히 활용하는 전신운동으로써, 한의학의 기본 원리를 적용하여 갖가지 질환의 예방과 치료에 유효한 운동으로써, 그리고 마음을 다스려 잘못된 마음에서 비롯된 온갖 문제들을 해소할 수 있는 정신운동으로써 가장 적합한 방법을 찾은 것이다.

① 마음을 모아 합장하기

합장은 절을 하는 사람의 마음을 가다듬는 중요한 동작이다.

손가락이 서로 어그러지거나 벌어지면 안 되며 손끝은 코끝을 향하도록 자연스럽게 세운다. 두 팔을 겨드랑이에서 약간 떨어지도록 하며, 고개를 반듯하게 세워 마음을 한 곳으로 모은다. 두 발은 어깨 넓이의 반 정도로 적당히 벌린다. 이때 얼굴에는 가벼운 미소를 띠는 게 좋다.

호흡은 느리고 가늘게 코로 숨을 들이킨다. 마음으로 하늘로부터 내려오는 신선한 기를 코를 통해 받아들인다고 생각한다.

② 양팔을 돌려서 위로 올리기

합장한 손을 아래로 내려 쭉 편 채 등 뒤로 힘차게 돌려 머리 위로 올린다. 크게 원을 그리는 듯한 동작이다. 이때 팔꿈치를 굽혀서는 안 되며 위로 올린 양팔이 양귀에 닿도록 곧게 편다. 들이쉬는 숨이 이어진다.

③ 양팔로 바닥을 짚으며 허리 굽히기

머리 위로 올린 두 팔을 역시 원을 그리는 듯한 동작으로 크게 돌리면서 앞으로 내린다. 그리고 두 손을 바닥을 짚듯 깊게 아래로 내린다. 이때 상체도 함께 숙여 허리와 다리가 기역자가 되게 한다. 두 다리와 두 무릎은 굽히지 않고 곧게 편다. 들이쉬는 숨이 이어진다.

④ 두 손을 짚으며 무릎을 꿇고 오체투지

두 손을 앞으로 내밀어 바닥을 짚으며 무릎을 꿇는다. 그리고 머리를 조아려 바닥에 붙인다. 이때 머리카락이 바닥에 살짝 닿는 정도면 된다.

무너져 내리듯 철퍼덕 무릎을 꿇는 것은 무릎관절에 충격을 줄 수 있으므로 경계한다. 양발은 적당히 벌린 상태로 발가락을 꺾은 채 발꿈치를 세운다. 이때 양쪽 팔꿈치가 자연스럽게 바닥에 닿도록 한다. 들이쉬는 호흡이 끝난다.

⑤ 손을 밀면서 일어나서 합장하기

바닥에 댄 양손을 밀어 세우면서 몸을 일으킨다. 주로 다리와 허리의 힘을 이용하지만 무릎에 부하를 주지 않도록 하체의 탄력을 이용하여 가볍게 일어난다.

그리고 몸을 곧게 세우면서 양손을 다시 합장한다. 들이쉬던 숨이 몸을 일으키는 동작의 시작과 함께 내쉬는 숨이 된다.

위의 동작들은 각각의 과정이 분절된 것이 아니라 하나의 통일된 흐름 속에 물 흐르듯 유연하게 연결되어 이어져야 한다. 동작과 동작이 연결되고 호흡과 호흡이 이어져 전체적으로 하나의 커다란 둥근 원처럼 단속斷續이 없어야 한다.

절을 할 때는 최대한 몸의 힘을 빼서 신체를 가볍고 부드럽게 하여야 한다. 그래야 동작 하나하나가 막힘이나 걸림이 없이 부드럽게 이어지고 몸의 기혈순환이 활발해진다.

또 유념할 점은, 각 동작과 호흡이 별개의 것이 아니라 하나라는 의식이다. 그런 의식으로 절을 하면 호흡이 깊어지고, 호흡의 부드러움이 몸으로 스며들어 신체를 부드럽게 한다. 그렇게 되면 몸을 단련하고 마음을 다스리는 일이 별개의 것이 아니라 하나의 행위가 되어 동시에 이루어진다. 호흡이 가쁠 정도로 빠른 속도로 절을 하는 것은 피해야 한다. 호흡이 안정되고 깊게 이루어지려면 몸이 호흡을 적절히 조절할 수 있을 정도의 속도를 유지하는 것이 필요하다. 절 운동은 근력과 심폐 기능을 강화하는 단순한 신체 운동이 아니므로 빠르고 강하게 절을 하는 일은 무의미하다. 오히려 각 신체 부위에 동작의 자극이 정확하게 전달되고 호흡이 깊어지도록 가능하면 동작을 천천히 그리고 차분하게 할수록 더 큰 운동 효과를 가져온다.

절을 하면서 머릿속에 잡념이 떠오르는 것은 자연스러운 일이다. 억지로 잡념을 쫓으려 애쓸 것이 아니라 호흡이나 동작이나 신체 부위에 마음을 두려 노력하는 것이 좋다. 끈처럼 이어지는 호흡을 마음이 따라간다든지, 자신이 하는 각 동작을 머릿속으로 그림처럼 그린다든지, 단전이나 발에 정신을 집중한다든지, 아니면 절하는 숫자에 집중한다든지 하면 저절로 잡념이 사라지며 정신이 안정되는 효과를 얻을 수 있다.

절을 할 때는 가능하면 창문을 활짝 열어 환기가 잘 되도록 하는 것이 좋다. 절을 하면 몸속의 나쁜 기운이 호흡을 통해 밖으로 배출되는데, 이 몸속의 사기를 집안에 가두어 둔 채 절을 하는 것은 바람직하지 않다. 신선한 공기를 통해 천지의 좋은 기운이 몸속으로 들어올 수 있도록 실내 공기를 잘 환기시킨다.

절을 할 때는 반드시 절 방석이나 좌구를 마련해야 한다. 딱딱한 맨바닥에서 절을 할 경우 무릎을 다칠 수 있기 때문이다. 그렇다고 절 방석이나 좌구 위에 아예 올라서서 하는 것은 바람직하지 않다. 미끄러질 수도 있거니와 균형을 유지하기 어렵기 때문이다. 따라서 발은 맨바닥 위에 둔 채 무릎과 다리 부분만을 절 방석이나 좌구에 닿도록 하여 절을 하는 것이 옳다.

108배가 끝난 뒤 바로 샤워를 하는 것은 좋지 않다. 절 운동을 통해 몸속의 나쁜 기운이 배출되고 청정한 기운이 형성되어 있는 상태에서 물로 몸을 씻어내는 것은 몸의 기운을 흐트러뜨려 운동 효과를 반감시킬 수 있다. 절이 끝나면 가볍게 몸을 푼 후 따뜻한 차를 마시는 등 시간을 보내며 몸속에 형성된 기운을 갈무리한 뒤 몸을 씻는 것이 좋다.

절을 할 때 숫자를 헤아리는 법

절을 하며 절의 숫자를 정확히 헤아리는 일은 생각보다 쉽지 않다. 그렇다고 절하는 숫자에 지나치게 집착하는 것도 바람직하지 않다.

내 경험으로는, 들고 나는 호흡에 집중하며 하나의 호흡이 끝날 때 숫자를 하나씩 헤아리는 방식이 효과적이다. 그러면 호흡이 깊어지고 편안해지면서 또한 숫자를 헤아리는 일도 자연스러워진다.

숫자를 헤아리는 일이 정신을 집중하는 데 방해가 되고 동작을 혼란스럽게 한다면 이런 방법을 써보는 것도 좋다. 처음 며칠동안 시계를 이용해 108배를 하는데 소요되는 평균 시간을 체크한 뒤 머리맡에 시계를 두고 시간에 맞춰 절을 하는 방법이다. 이렇게 하면 숫자에 신경 쓰지 않고 편하게 절을 할 수 있다.

또 다른 방법도 있다. 108배 시간에 알맞은 음악을 준비한 다음 운동 시작과 함께 음악을 틀고 음악이 끝남과 함께 운동을 끝낸다. 불자라면 예불문이나 발원문, 독경을 녹음한 CD를 이용하면 좋을 것이고, 기독교인이면 절하는 시간에 찬송가를 이용하면 될 것이다. 아니면 취향에 따라 자신이 좋아하는 음악을 들으며 행할 수도 있다.

한 가지 반가운 일은, 국악 작곡가 김영동 씨가 108배를 하면서 들을 수 있는 음반을 올해 초 발매하였다는 소식이다. 「생명의 소리」란 제목의 이 음반은 물소리, 새소리, 빗소리 등 자연의 소리와 대금, 단소가 어우러진 명상 음반으로 108배를 하는 동안 낭송되는 108개의 글을 담고 있어 숫자를 세지 않고도 절을 할 수 있도록 할 뿐 아니라 절을 하면서 나와 인간과 세계와 생명에 대한 인식을 새로이 할 수 있는 계기를 제공해 준다.

108배 운동 전과 후에 해야 할 일

대부분의 운동이 시작 전 가벼운 스트레칭으로 근육과 뼈, 관절을 풀어주는 것은 신체 각 부분을 유연하게 하여 운동 과정에서 발생할 수 있는 근육통이나 골절 등을 방지하기 위해서다. 108배 또한 운동을 하기 전에 가벼운 몸 풀기로 양팔과 복부, 다리 근육과 관절을 부드럽고 유연하게 해 주는 것이 필요하다. 이는 골절이나 근육통 등을 방지하는 효과도 있지만 그 보다는 긴장되어 있는 신체 각 기관과 부위를 이완시켜 기혈의 순환을 활발하게 하기 위한 까닭이 더 크다.

긴장된 몸은 기혈의 통로인 경락을 압박하고 경화시켜 기혈의 정체를 초래한다. 이런 상태에서는 108배 운동을 통해 신체 각 부분에 기혈이 활발히 순환되어 생리 기능을 향상·개선시키고 질병을 예방·치료하는 건강 효과를 기대하기 어렵다. 운동 시작 전 스트레칭 등으로 긴장된 근육과 관절을 부드럽게 하고 호흡을 안정되게 유도하여 정신적 긴장을 풀어 마음을 안정되게 하면 막혀 있고 정체되어 있던 경락이 뚫려 기혈의 순환이 순조로워진

01 합장하기 | 마음을 가다듬어 합장한다

얼굴에는 가벼운 미소를 띱니다. 신선한 기를 코를 통
해 받아들인다고 생각하고, 느리고 가늘게 코로 숨을
들이쉽니다.

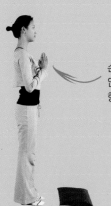

손가락이 서로 어그러지지
않게 맞대고 손끝은 코끝을
향하도록 자연스럽게 세운다.

두 팔은 겨드랑이에서
약간 떨어지도록 한다.

두 발은 어깨넓이의
반 정도로 적당히 벌린다.

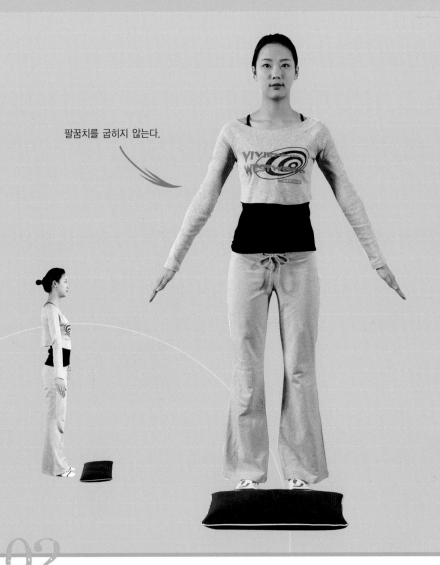

팔꿈치를 굽히지 않는다.

02 양팔 내리기 | 합장한 손을 아래로 내리며 쭉 편다.

창문을 활짝 열어 환기가 잘 되도록 합니다. 호흡이 가쁠 정도로 빠른 속도로
절하는 것을 피합니다. 몸이 호흡을 적절히 조절할 수 있을 정도의 속도를
유지합니다.

03

양팔 올리기 | 아래로 내린 두 팔을 등 뒤로 힘차게 돌려 머리 위로 올린다.

들숨은 코를 통해 쉬고, 날숨은 혀를 입천장에 가볍게 댄 상태에서 입술을 살짝 벌여 내쉽니다.

손바닥이 앞을 향하게 편다.

양팔이 귀에 닿도록 곧게 편다.

허리굽히기

머리 위로 올린 두 팔을 원을 그리는 듯한
동작으로 크게 돌리면서 앞으로 내린다.

각 동작을 하나의 통일된 흐름 속에 물 흐르듯 유연하게 연결시킵니다. 동작과 동작이
연결되고 호흡과 호흡이 이어져 둥근 원처럼 단속이 없도록 합니다.

허리와 다리가 'ㄱ'자가 되게 한다.

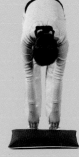

두 다리와
두 무릎은
곧게 편다.

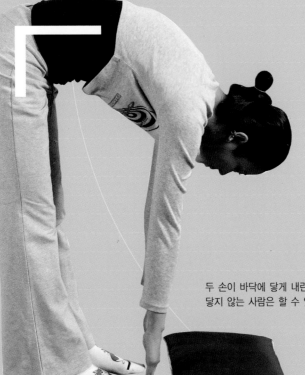

두 손이 바닥에 닿게 내린다. 손이 바닥에
닿지 않는 사람은 할 수 있는 정도만 내린다.

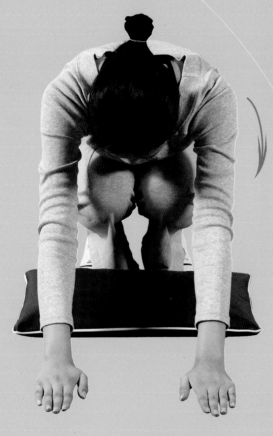

고개는 자연스럽게
숙인다.

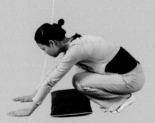

05 바닥짚기 | 무릎을 굽히고 두 손을 앞으로 내밀어 바닥을 짚는다.

절 방석이나 좌구를 마련해 무릎을 보호합니다. 발은 맨바닥 위에 두고
무릎과 다리 부분만 좌구에 닿도록 합니다.

06 오체투지 | 무릎을 꿇고 두 손을 바닥에 짚은 채 머리를 조아려 바닥에 붙인다.

머리 속에 잡념이 떠오르면 억지로 쫓으려 애쓰기보다 호흡이나 동작,
신체 부위에 정신을 집중합니다.

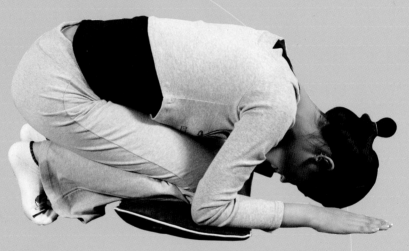

두 손을 머리 양 옆에 두고 완전히 엎드린다.

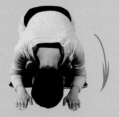

머리카락이 바닥에 살짝
닿을 정도로 이마를 숙인다.

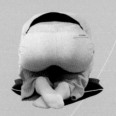

왼발이 오른발 위로 가게 포갠 후
그 위에 엉덩이를 내려 앉는다.

07 일어나기 | 바닥에 댄 두 손을 밀어 세우면서 몸을 일으킨다.

최대한 몸의 힘을 빼서 신체를 가볍고 부드럽게 합니다. 그래야 동작 하나 하나가 막힘 없이 이어지고 몸의 기혈순환이 활발해집니다.

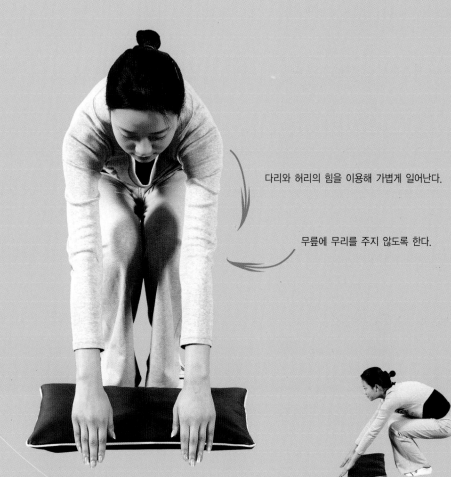

다리와 허리의 힘을 이용해 가볍게 일어난다.

무릎에 무리를 주지 않도록 한다.

08 합장하기 | 몸을 곧게 세우면서 두 손을 다시 합장한다.

108배가 끝난 후 숨을 고르고 가벼운 스트레칭으로 마무리 운동을 합니다. 바로 샤워를 하지 않고, 따뜻한 차를 마시는 등 시간을 보내며 몸속에 형성된 기운을 갈무리한 뒤 씻습니다.

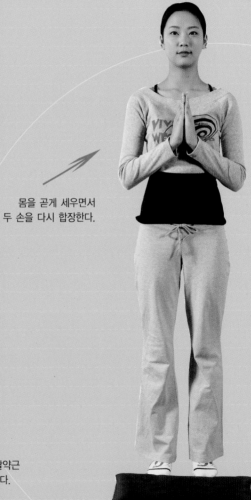

몸을 곧게 세우면서
두 손을 다시 합장한다.

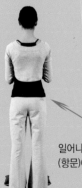

일어나는 순간 괄약근
(항문)에 힘을 준다.

다. 이렇게 몸을 바람직한 상태로 만든 다음 운동에 들어가면 108배 운동의 효과가 크게 향상될 것임은 말할 필요가 없다.

운동 후에는 일정한 시간 동안 몸을 풀어주는 마무리 운동이 필요하다. 반복되는 동작은 그 과정에서 근육 등 신체 각 부분에 적잖은 긴장을 일으킨다. 과도한 운동의 경우 피하에 피로물질인 젖산이 축적되고 이는 근육통을 일으키는 원인이 된다. 운동 후의 가벼운 몸 풀기는 이런 젖산을 씻어내서 피로감을 해소하고 근육통을 방지해 준다. 또한 108배 운동 후의 몸 풀기는 운동을 통해 신체 내에 축적된 기가 더욱 원활하게 온몸으로 순환되도록 도와주는 기능을 한다. 이때 따뜻한 한 잔의 차는 몸 안에 축적된 기의 순환에 좋은 영향을 준다.

앞서 말한 것처럼 운동을 마친 후 바로 샤워를 하는 것은 좋지 않다. 운동을 하는 동안 몸에 밴 땀을 씻어내기 위함이지만, 운동을 통해 몸 안에 형성된 좋은 기를 흐트러뜨려 운동 효과를 반감시킬 수 있기 때문이다. 가벼운 몸 풀기나 따뜻한 차를 마시며 몸을 안정시켜 체내의 기를 충분히 갈무리한 뒤에 샤워를 하는 것이 좋다.

108배 운동, 과연 누구나 해도 될까

환자들에게 108배 운동을 권유하는 가운데 종종 "108배는 누구나 해도 될까요?" 하는 질문을 받는다. 고혈압과 당뇨, 비만에

다 무릎에는 퇴행성관절염까지 있는데 108배 운동을 해도 되겠느냐는 물음이 그것이다.

그럴 때마다 나는 앞서 소개한(63쪽 참조) 한경혜 화백 이야기를 들려준다. 뇌성마비로 사지를 움직일 수조차 없었던 그도 108배를 하며 불굴의 의지로 병을 이겨냈는데, 자신의 두 다리로 걸어서 한의원까지 오시고, 이렇게 말씀도 잘 하시는 분이 뭘 망설이시냐고. 108배 운동은 누구나 할 수 있는 운동이니, 오늘부터 당장 시작하라고 나는 확신을 가지고 대답한다.

108배 운동은 어린이로부터 청장년층, 노년기에 접어든 분들까지 남녀노소를 막론하고 누구나 할 수 있는 운동이다. 어린이는 성장판을 자극하여 성장에 큰 도움을 받을 수 있으며, 절을 통해 어진 마음을 배울 수 있고, 청장년층은 따로 시간을 내어 운동하지 않더라도 108배 운동만으로 충분히 건강을 관리할 수 있으며, 노년층은 부족한 운동량을 보충하면서 노화 방지에 그 어떤 운동보다 탁월한 효과를 볼 수 있다.

108배는 건강한 사람이든 질병을 앓고 있는 사람이든 누구에게나 도움을 주는 운동이다. 건강한 이는 108배 운동을 통해 질병 예방과 체력 관리 그리고 마음을 청정하게 하는 수양을 할 수 있을 것이고, 질병을 앓고 있는 이는 저강도 유산소 운동인 108배를 통해 기혈의 순환을 온전히 회복하여 질병을 떨치는 데 도움을 받을 수 있다.

남녀노소를 막론하고 질병의 유무에 관계없이 108배가 권장

되는 이유는 다음 다섯 가지로 정리할 수 있다.

첫째, 시간·장소·비용에 구애받지 않고 손쉽게 행할 수 있는 운동이다.

둘째, 운동의 실천율과 지속률이 다른 어떤 운동보다 높다.

셋째, 그 동작 하나 하나가 완벽한 전신운동으로 신체의 일부분만을 반복적으로 활용하는 운동보다 전신의 기혈순환에 절대적으로 유리하다.

넷째, 자신의 체력에 따라 얼마든지 완급 조절이 가능한 운동이므로 누구나 무리가 가지 않는 범위에서 충분한 운동량을 확보할 수 있다.

다섯째, 몸의 건강만을 돌보는 데서 그치는 것이 아니라 마음의 평화를 불러오고, 자기 삶을 성찰하는 기회를 가짐으로써 궁극적으로 삶의 행복감을 고양시킬 수 있다.

이렇게 좋은 운동에 연령과 성별, 체질, 질병의 유무는 아무런 제약이 될 수 없다. 자신의 삶을 건강하고 향기롭게 하고자 하는 이라면 누구에게나 108배는 최고의 운동이 될 것이다.

무릎관절에는 무리가 없을까요?

환자들에게 108배 운동을 권하면서 종종 듣는 질문이다. 퇴행성관절염, 특히 무릎이 아픈데 108배 운동을 하면 무릎관절에 무리를 주어 더 악화되지 않겠느냐는 물음이다. 결론부터 말하자면 108배 운동은 무릎관절에 전혀 무리를 주지 않는다. 오히려 108배 운동을 통하여 무릎관절의 퇴행성관절염이 치유되는 예를 여러 차례 관찰할 수 있었다.

관절염에 있어서 아픈 관절에 충격을 주는 형태의 과격한 운동은 피해야 하지만 관절이 굳는 것을 막기 위하여 유연성을 기르는 스트레칭과 관절 주위 근육의 강화를 통해 관절로 가는 부하를 줄이는 것은 절대 필요한 예방조치다.

108배 운동의 경우 기존의 걷기 운동 등에 비해 상체와 허리의 힘을 최대한 이용할 수 있어 무릎의 부하를 최소화 할 수 있다. 그뿐 아니라 반복되는 굴신운동을 통해 무릎을 상하에서 지지하고 있는 주변 인대와 대퇴사두근, 햄스트링, 가자미근 등의 근육을 강화시켜 무릎연골로 가는 부담을 줄여줄 수 있게 될 뿐 아니라, 무릎관절 내의 혈액순환을 증가시켜 통증을 줄이고 유연성과 지구력을 증가시킬 수 있다. 무릎에 심하게 물이 차거나 급성염증으로 강렬한 통증을 느낄 정도가 아니라면, 108배 운동은 수영장에서 걷기 등과 함께 무릎관절염 치료를 위해 적극적으로 권장될 수 있다.

언제 하는 게 가장 효과가 좋을까요?

한의학적으로 보거나 실행을 통한 직접적인 경험에 비추어 보아도 108배 운동은 아침에 하는 것이 좋을 듯하다.

한의학에서는 아침을 양기가 움트고 발동하는 때로 보며, 밤을 음기가 동하는 때로 본다. 따라서 아침은 만물이 자신의 기운을 발산하여 기운차게 일어나는 시간이 되며, 밤은 대지가 하루를 갈무리하고 생체가 몸의 기운을 저장하는 시간이 된다. 아침에 108배 운동을 하게 되면, 이제 막 움터 오르는 양기에 힘을 실어줄 수 있어, 대기와 나무가 잠에서 깨어나 햇볕으로 양기를 발하는 것처럼, 우리 몸도 자연에 순응해 함께 양기를 발할 수 있게 된다. 반면에 저녁은 하루를 조용히 갈무리하고 활동을 줄이는 게 자연에 순응하는 길이다.

실제 생활 리듬을 고려해 보더라도 아침에는 비교적 일정한 시간에 108배 운동을 할 수 있음에 비하여, 저녁에는 회식이나 모임 등으로 규칙적인 시간에 운동하기가 쉽지 않다.

아침에 침구를 정리하고 매트를 깐 다음 창문을 활짝 열고 햇볕을 받으며 상쾌하게 108배를 시작하는 게 어떨까. 자연과 함께 일어나고 자연과 함께 잠드는 삶, 그것이 진정한 웰빙이 아닐까 한다.

처음 해보는 108배, 너무 힘들어요.

처음으로 108배를 해 본 사람은 그 만만치 않은 운동량에 놀라게 된다. 한창 혈기왕성한 20대 청년들도 108배를 하고 나서는 이마에 땀방울을 매단 채 숨을 몰아쉬게 마련이다. 체격과 연령, 숙달 정도에 따라 다르기는 하지만 108배를 하면 대개 90킬로칼로리 정도의 열량이 소모된다. 이는 10여 분간 조깅을 하였을 때의 운동량에 해당하는 것으로 평소 전혀 운동을 하지 않은 사람의 경우 상당히 부담을 느낄 만한 운동량이다.

첫날부터 108배를 할 수 있는 사람은 체력이 좋은 사람이다. 대개의 경우 처음 시도에서는 30~50배 정도만 해도 피로를 느낀다. 따라서 첫날부터 무리하게 108배에 도전하지 말고, 차츰 횟수를 늘려가는 방법을 제안한다. 너무 힘들다면 첫 날에는 9배, 다음 날에는 18배, 그 다음날에는 27배…… 여기까지 와서 숨이 찬다면 그 며칠간은 27배, 그리고 며칠 후 여력이 남는다면 36배로 늘리고, 이런 과정을 통해서 108배에 도달하면 된다. 절대 무리할 필요는 없다. 무리한다고 좋은 효과가 나는 것은 아니다. 자신의 체력과 연령, 건강 상태 등을 고려하여 시나브로 횟수를 늘려나간다면 누구나 가뿐하게 108배를 할 수 있을 것이다.

9배밖에 못하겠다고 낙담하거나 운동을 포기하지 말자. 처음에는 9배밖에 못하던 사람이 몇 주 후에 108배를 하게 된다면 그만큼 더 건강을 회복했다는 얘기니 좋은 일이 아니겠는가.

과음으로 일어나기도 힘든데 하루쯤 쉬면 안 될까요?

운동은 습관이다. 아무리 좋은 운동도 이 핑계 저 핑계로 하루이틀 안 하게 되면 어느새 귀찮아진다. 운동 효과가 적어지는 것은 물론이고 운동의 지속률도 현저히 떨어진다. 간밤의 과음으로 숙취가 남아 있다면, 또는 너무 늦게 잠자리에 들어서 아침에 일어나기조차 힘들다면 최소한 9배라도 하자. 이는 내가 즐겨 쓰는 방법이다.

누구든 아무리 피곤하고 힘들어도 최소한 9배는 할 수 있다. 나 역시 모임의 술자리가 늦게 끝나도, 상갓집에 갔다가 새벽에 귀가하더라도 아침에는 반드시 제 시간에 일어나 최소한 9배라도 한다. 이건 자신과의 약속이다. 이 약속을 지킬 수 있다면 108배 운동은 평생을 동반하는 건강지킴이가 될 수 있을 것이다.

호흡을 맞추기가 힘들어요.

원래 108배에서 호흡법은 대단히 중요하다. 한 번의 절은 들이쉬고 내쉬는 한 번의 호흡으로 이루어지는 게 원칙이다. 즉, 두 손을 모아 합장하고 숨을 한껏 들이켜 몸을 엎드려 바닥에 이마를 대는 오체투지의 자세까지 들이마신 그 숨을 저 깊숙한 단전까지 모아 내렸다가, 몸을 일으켜 다시 합장하는 자세가 되기까지는 거꾸로 단전에서부터 숨이 치솟아 올라 밖으로 나가게 하는 것, 그것이 호흡법의 정석이다. 한 번의 절에서 한 번의 들숨이 코로 들어오고, 한 번의 날숨이 조금 벌린 입을 통해 나가는 것, 이것이 절 운동에 있어서 가장 이상적인 호흡이다.

체력과 숙달 정도, 폐활량에 따라 차이는 있지만, 실제로 108배 가운데 30배 정도가 넘어가게 되면 호흡이 흐트러지게 마련이다. 내 생각으로는 이때 억지로 호흡에 맞추기 위해 108배의 리듬을 깨트릴 필요는 없을 것 같다. 합장할 때 숨을 들이마시는 것만 제대로 지켜진다면, 숨이 차올라 한 번 더 호흡을 하게 되더라도 운동으로서의 108배에는 문제가 없다고 본다. 오히려 억지 호흡은 유려한 108배의 흐름을 흩어 놓을 뿐이다.

따라서 들숨과 날숨이 깊은 복식호흡을 통해 자연스럽게 단전에서 교차되도록 하되 합장할 때만 리듬감 있게 숨을 들이마실 수 있다면 운동으로서 108배의 호흡으로는 충분하다.

108배, 다이어트에도 도움이 될까요?

내가 운영하는 한의원의 비만치료 기본 처방에는 108배가 꼭 들어가 있다. 그것은 108배의 다양한 장점(평생 동안 할 수 있는 운동으로써 높은 지속률을 보인다는 점, 체지방 분해에 유리한 저강도 유산소 운동으로써 다른 운동에 비해 부상의 위험이 현저히 낮다는 점, 전신의 기혈을 원활히 순환시켜 비만으로 인한 합병증 예방에 탁월한 효과를 발휘한다는 점, 비만이 체질보다는 식생활 습관에서 오는 경우가 더 큰 바, 생활에 규칙적인 리듬감을 부여하여 생활습관을 완전히 변화시켜줄 수 있다는 점) 때문이다. 매일 아침 108배를 하면, 몇 달이 지나지 않아 틀림없이 줄어든 뱃살을 스스로 확인할 수 있을 것이다.

아이들에게 108배를 시키고 싶은데요.

이렇게 해보면 어떨까. 아이들에게 교육적인 목적으로 훈계를 하고 싶을 때, 아이들에게 매를 들거나 무조건 혼을 내기보다는 그 때마다 108배를 시켜보자. 그러면 부모와 자식 간에 감정도 상하지 않을 뿐 아니라, 아이들의 마음을 다스리는 데도 도움이 될 것이고, 이렇게 해서 108배에 익숙해지면 아이들이 성장한 후에도 108배라는 운동을 통하여 평생 건강을 지키는 데 큰 도움을 받지 않을까.

아이를 혼내고 싶을 때, 정말 말을 안 들어 자기도 모르게 손이 올라가려고 할 때, 한 번만 마음을 다스려 108배를 시켜보자. 아이는 108배를 하는 동안 자신의 행동을 성찰하는 시간을 가질 수 있을 것이다. 그뿐 아니라 평생의 건강을 지켜가는 훌륭한 벗을 사귀게 될 것이다. 이보다 더 좋은 훈계가 또 어디 있겠는가.

108배, 리듬을 타면 쉽고 재미있다.

실제 108배를 해 본 사람은 알겠지만, 절을 108번 반복하는 동작은 생각만큼 쉬운 일이 아니다. 그래서 초보자에게는 9의 배수로 횟수를 차츰 차츰 늘려나가는 것을 권한다. 문제는 나처럼 몇 년간의 운동을 통하여 108배에 숙달된 사람도 중간쯤 오게 되면 숨이 턱에 차서 중도에 자꾸만 포기하고 싶은 생각이 든다는 것이다.

나는 그럴 때 판소리 가락을 떠올리며 108배라는 코스를 완주한다. 즉 108배를 네 매듭으로 나누어, 27배까지는 몸을 푸는 단계로 유연하게 마치 판소리의 중모리장단처럼 천천히 절을 해나가고, 이후 54배까지는 여기에 속도를 조금 더 붙여 흥거운 중중모리장단처럼 경쾌하게 절을 해나가며, 몸이 한계에 이르러 숨이 차오르는 81배까지는 오히려 발뒤꿈치를 들고 탄력을 최대한 이용하여 절을 한다. 극적이고 긴박한 대목에 쓰이는 자진모리장단처럼 말이다. 여기까지만 마치면 그 후에 절의 마무리에 해당하는 108배에 이르기까지는 오히려 몸이 가벼워지면서 몸 스스로가 108배를 향해 치닫게 된다. 판소리 가락으로 치자면 휘모리장단에 해당하는 부분이라 하겠다. 절이 다 끝나고 잠시 숨을 고르며 쉬는 것은 또한 춘향전의 긴 사랑가에 나오는 진양조의 유장한 가락과도 같다. 이렇게 보면 108배는 몸으로 하는 판소리인 셈이다.

108배가 굴곡이 없는 밋밋한 운동으로 느껴져 완주하기가 힘들다면, 이처럼 108이라는 숫자를 네 개의 매듭으로 나누어 절을 해보자. 중간 기착점에 도달한 마라토너가 물을 공급받고 힘을 내는 것처럼 27, 54, 81, 108이라는 네 매듭에 도착할 때마다 새로운 가락으로 힘을 내어 108배라는 코스를 완주할 수 있을 것이다.

절망의 끝에서 접으려던 날개를 다시 펴다

_병을 극복하고 108배 포교에 나선 역사학자 한동일 교수

더없이 안락하고 행복한 생을 살아가던 사람이 어느 날 갑자기 지은 죄도 없이 감옥에 갇히게 되면 어떤 기분일까? 2001년 10월 21일, 한동일 교수(가명, 48세, K대학교 역사학과)의 심정이 꼭 그러했을 것이다.

그날 그는 서울 강남에 있는 어느 병원에서 자신을 검진한 의사로부터 자신이 당뇨병에 걸렸으며 당장 입원 치료가 필요하다는 말을 들었다. 당수치가 공복시 305mg/dl, 식후 2시간에 407mg/dl이 나왔다는 것이다. 일반인보다 무려 세 배쯤 높은 수치였다(당수치는 공복시에 120mg/dl 이하, 식후 2시간에 측정한 값이 140mg/dl 이하면 의학적인 정상 상태로 간주한다. 그러나 공복시에 140mg/dl을 넘거나 식후 임의의 시간에 200mg/dl 이상일 때는 당뇨병으로 진단된다).

의사의 말은 평소 건장한 체격으로 건강을 자부해온 그에게 청천벽력 같은 충격을 주었다. 평생을 상아탑에서 학문 연구에만 전념해온 그는 마치 자신이 하루아침에 무서운 범죄자가 되

어 '무기징역형을 선고받은' 심정이 되었다. 병원을 찾기 한달 전부터 오후가 되면 필요 이상으로 갈증이 나고, 몸무게가 5킬로그램 가량 감량되는 증세가 있었다. 어딘지 평소보다 컨디션이 좋지 않다고 느껴 병원을 찾았지만 자신이 당뇨병에 걸렸으리라고는 짐작조차 하지 못했던 것이다.

당뇨병이 어떤 병인가. 현대의학으로는 완치가 거의 불가능하며, 뇌세포에 타격을 주어 의식장애를 일으키고, 혼수상태에까지 이르게 하는 당뇨병성 혼수, 발이 썩어 들어가는 당뇨병성 괴저, 실명에까지 이르게 하는 당뇨병성 망막증 등 그 무서운 합병증 하며…….

그는 깊은 절망감을 느꼈다. 하지만 무기력하게 병실에 누워 있을 수만은 없는 노릇이었다. 그는 우선 자신의 몸에 찾아든 병을 인정하기로 마음먹었다. 그리고 병을 올바로 알고 그에 대해 적절히 대처해 나간다면 병을 극복할 수 있으리라는 확신을 갖자고 스스로 다짐했다.

그는 우선 일반적인 건강 관련 서적과 당뇨병 관련 서적을 20여 권 구입하여 자신에게 찾아온 병의 정체가 과연 무엇인지를 파악하려고 노력했다. 그리고 고교 동창들의 온라인상의 사이버 카페에 자신의 증상을 알리고 도움을 요청하였다.

40대 중반의 친구들 가운데는 의외로 자신과 비슷한 성인병으로 고생하는 친구들이 많았고, 또 내과 의사나 한의사들도 있었다. 그들의 우정 어린 조언과 충고는 충격적인 소식으로 나약해진 그에게 적잖은 위안이 되었다. 벗들의 충고인 즉, 자신의 병은 평생을 같이 가야 할 동반자이긴 하지만 사회생활을 하는 데 결정적 걸림돌은 절대 아니므로 기죽을 필요가 없다는 것이다. 그렇다고 방심해서도 안 되겠지만 겁먹을 필요도 없다는 것이 자신의 병에 대해 한 교수가 내린 결론이었다.

그는 우선 자신이 병에 걸리게 된 원인을 살폈다. 모든 것에는 원인이 있듯이, 모든 질병에도 발병 요인이 반드시 있을 것이라는 생각에서였다. 그는 자신의 평소 생활 태도와 습관을 반성적으로 면밀히 되짚어 보았다. 그 결과 대략 다음과 같은 두 가지로 병의 원인이 모아졌다.

첫째, 과중한 연구 활동으로 인한 스트레스를 제때 해소하지 못한 점.

둘째, 평소 운동과 거리가 먼 생활을 한 점.

특히 운동 부족이 자신의 건강에 결정적 악영향을 미쳤으리라는 것이 그의 생각이었다. 과거 15년 동안 177센티미터의 키에 70~73킬로그램의 체중을 특별한 변동 없이 유지해왔고, 집안에 당뇨병의 병력도 전혀 없었다. 평소 술과 담배를 하지 않고 육식도 즐기지 않은 터였기 때문에 더욱 그러했다.

그는 병에 적절히 대처하려면 반드시 운동이 필요하다고 생각했다. 하지만 무슨 운동을 어떻게 할 것인가?

그때 아내가 어디서 들었는지 108배 운동을 얘기하며, 그 효과가 상당하다니 한번 해볼 것을 권했다. 무엇보다 마음을 끈 것은 언제 어디서든 당장 손쉽게 할 수 있으며, 운동량이나 운동에 소요되는 시간도 그리 부담스럽지 않다는 사실이다. 그는 아내 로부터 얘기를 들은 그날부터 108배 운동이란 것을 시작했다. 2001년 10월 24의 일이다.

링거액 선을 팔에 꽂은 상태로 그는 병실 바닥에서 108배를 시작했다. 40배 정도가 되자 힘이 들면서 그만 두고 싶다는 생 각이 들었다. 하지만 이왕 시작한 것이니 한번이라도 끝까지 해 보자는 생각으로 절을 계속했다. 80배에 이르자 온몸이 땀으로 젖어들었다. 그는 마침내 108배를 끝마쳤다. 온몸이 땀으로 젖 었지만 그다지 숨은 차지 않는 것으로 보아 '병자에게도 무리를 주지 않는 운동' 이라는 아내의 말이 사실인 듯했다. 그는 이튿날 도 108배를 이어갔다.

사흘째가 되자 종아리에 알이 배겨 계단을 오르내리기도 힘들 었다. 하지만 나흘째부터는 종아리 근육통이 풀리면서 걷기가 한결 편해졌다.

일주일을 넘기면서부터는 20여 분이 걸리던 108배를 13분쯤 이면 거뜬히 할 수 있게 되었다. 그러면서 절을 하는 동안 호흡 이 완벽하게 복식호흡으로 바뀌는 것을 스스로 느낄 수 있었다. '기적'을 경험한 것은 그 때쯤이었다. 어느 날인가 80배 정도에 이르렀을 무렵 호흡과 함께 단전에 마치 불덩이 같은 뜨거운 기 운이 들어가고 나오는 것이 느껴졌다. 그와 함께 몸이 더없이 가 벼워지고 건강에 대한 확신이 마음속에서 솟구치기 시작했다.

그는 108배 운동에 더욱 매진했다.

　다음 달인 11월 2일, 그는 퇴원했다. 집에서도 108배 운동을 계속했다. 퇴원한 지 두 달이 지날 무렵 그는 병원에서 처방해 매일 복용하던 혈당 강하제를 비롯한 모든 약의 복용을 중단해 보았다. 108배 운동을 통해 병을 이길 수 있다는 확고한 자신감이 그런 결정을 내리게 한 것이다.

　놀라운 일이 일어난 것은 그때부터였다. 병원을 찾아 실시한 혈당 검사에서 정상 혈당이 나온 것이었다. 검사에서 아침 공복시 수치가 80~110mg/dl 사이, 식후 2시간 수치가 110~125mg/dl 정도에서 안정되었다. 입원 선고를 받은 지 70여일 만에 정상혈당을 회복한 것이다. 그는 건강한 몸과 마음으로 다시 강단에 섰다. 이후 준비해오던 세미나와 발해 유적 발굴을 위한 현장답사로 연해주를 다녀오는 등 정신없이 바쁜 시간을 보냈지만 혈당치는 정상 범위를 벗어나지 않았다. 그때까지 하루도 빠짐없이 108배 운동을 계속하였음은 물론이다.

　자신의 몸에서 일어난 이 놀라운 경험으로 그는 108배 운동에 깊이 빠져들었다. 자신이 경험한 것은 명백한 기적이었고, 그 기적을 일으킨 것이 바로 108배 운동이라고 믿었기 때문이다. 그때부터 지금까지 그는 108배 운동을 자신의 건강을 지키는 파수꾼으로 여기며 하루도 빠짐없이 해오고 있다. 절을 할 수 있는 두툼한 방석을 집과 학교 연구실에 준비해 두었다. 몸이 좋지 않거나 뻐근한 느낌이 들면 집은 물론 연구실에서도 108배를 하는

데, 하루에 세 번씩 하는 날도 허다했다. 지난해부터는 절하는 횟수를 하루 300배로 늘렸다.

108배의 매력에 흠뻑 빠진 한동일 교수는 우리 사회에서 아직 운동으로서의 108배에 대한 연구가 일천함을 깨닫고 본업인 발해사 연구 외에도 틈틈이 108배 운동에 대한 연구를 하고 있으며, 스스로 운동 효과가 크고 하기 편한 절 방법을 개발해 실천하고 있다. 운동을 시작한 이후 건강은 오히려 병 들기 전보다 한결 좋아졌으며, 겨울마다 걸리곤 하던 감기 한번 걸리지 않은 채 지금껏 최상의 건강 상태를 유지해 오고 있다. 한때 자신을 절망의 나락으로 빠뜨렸던 당뇨병의 공포에서 완전히 벗어났음은 말할 나위도 없다.

좋은 일은 함께 나누는 것이 곧 자비행慈悲行이라 하지 않던가. 한 교수는 지금껏 하루도 빠짐없이 108배 운동을 실천해온 것은 물론 주변 사람들에게도 이 기막힌 운동을 전파하는 일에 부지런하다. 동료 교수들과 동창들, 친인척을 비롯한 지인들은 물론 만나는 사람마다 108배 운동의 효용성을 알리고 권하기에 늘 바쁘다. 실제 그의 권유로 108배 운동을 시작한 이들은 사회 각계각층에서 그 수를 헤아리기 어려울 정도다. 그는 '108배 교주', '108배 포교사' 라는 별명으로 불린다.

제 4 부

108배 운동으로
건강을 회복한
사례들

명리학자들의 말에 따르면 세상사 일이 뜻대로 풀리지 않아 어려움에 처한 사람

들이 자신의 운을 열기 위한 가장 좋은 방법이 건강을 개선하고 정신의 수준을

높이는 길이라고 한다. 운동은 이처럼 인간의 삶을 변화시키는 힘이 있다. 우리

가족에게는 그것이 108배 운동이다.

108배 운동으로 건강을 회복한 사례들

108배는 활성산소를 발생시키지 않는 저강도 유산소 운동이면서, 온몸을 사용하는 전신운동인 만큼 운동을 통해 효과를 보는 질병의 범위가 매우 넓고 다양하다. 108배는 몸과 마음의 건강까지 동시에 돌보는 운동이므로, 나쁜 식습관과 생활 습관으로 생긴 육체적인 질병 외에도 정신적인 스트레스와 상처, 마음의 불안정으로 생긴 심인성 질환에도 탁월한 효과를 보인다.

병은 대개 몸과 마음의 조화와 균형이 깨졌을 때 나타난다. 대부분의 병들은 그것이 심각한 기질적인 장애를 동반하지 않는 한 적절한 운동과 생활습관의 개선, 식이요법 등의 실천을 통해 극복될 수 있다.

병든 몸을 병들기 이전 상태로 되돌려 놓는 것, 이것이 바로 환자를 대하는 모든 의사의 간절한 소망이며 108배 운동의 목표이기도 하다.

임상을 통해, 다른 운동을 하고 있지 않지만 즉각적으로 운동을 할 필요가 있는 환자들에게 나는 침과 약 외에 108배 운동을 처방하였다. 잘 따라오는 환자도 있는 한편, 건성으로 듣고 이러

저러한 핑계로 운동을 하지 않는 경우도 있었다. 분명한 것은 108배 운동을 최소한 일주일이라도 해 본 환자는 더 이상 108배를 권할 필요가 없을 정도로 108배 운동의 효과를 확신하게 되었다는 점이다. 108배 운동을 통해 직접 변화된 몸 상태를 느낀 환자들은 후엔 자신이 108배 운동의 전도사가 되었다. 처음엔 가족들에게, 나중엔 친지와 친구들에게 108배 운동을 권했다.

천 마디의 말을 듣는 것보다 직접 한번 해보는 것이, 108배 운동을 제대로 이해하고 실천하는 데 훨씬 큰 도움이 된다. 일주일만 108배 운동을 해보라. 다음의 구체적인 사례들은 곧 당신의 이야기가 될 것이다.

08.

도저히 못 일어나겠어요

만성피로증후군

지나친 피로도 병이다. 쉽게 지치고 몸이 나른해지는 등의 피로 증세가 6개월 이상 만성적으로 지속될 경우 이를 만성피로증후군이라 한다. 피로는 누구나 경험하게 되는 신체 현상이므로 만성피로 또한 감기와 같은 가벼운 병으로 인식하기 쉽다. 하지만 만성피로는 급성간염 등의 간질환, 갑상선 기능저하증, 암, 심장질환, 우울증 등 심각한 질환의 초기 증상일 수도 있으므로 각별한 주의가 필요하다. 그런데 이런 특별한 질환이 보이지 않는데도 극심한 피로가 6개월 이상 지속된다면 만성피로증후군을 의심해 볼 수 있다.

만성피로증후군의 원인은 아직 밝혀지지 않고 있다. 의학자들에 의해 바이러스 감염설, 정신과적 질환설, 면역학적 이상설 등이 그 원인으로 거론되고 있는데 대개 스트레스나 환경오염 등으로 인체의 면역기능이 떨어져 생기는 것으로 보고 있다.

휴식 후에도 피로가 회복되지 않고, 피로 때문에 업무와 학습 능력이 현저히 떨어지며, 기억력과 집중력이 감퇴하고, 근육통이나 관절통이 생기며, 인두통 및 겨드랑이나 목 부분 임파선의 통증이 느껴지고, 충분한 수면을 취해도 상쾌하지 않는 것 등이 일반적인 이 질환의 증상이다.

아직까지 만성피로증후군 완치요법은 없는 것으로 알려져 있다. 이 질환에 효과적이라고 알려진 치료제들이 새로 개발되어 해외에서 임상실험 중에 있다고 하지만 현재까지 약물에 의한 치료효과는 크게 기대하기 어렵다.

만성피로를 줄이려면 단백질과 탄수화물, 비타민이 풍부한 균형 잡힌 식단과 적절한 운동, 충분한 숙면 등이 필요하다. 과거에는 운동이 환자들의 피로 증상을 악화시킬 수 있다는 이유로 기피되었으나 최근에는 유산소 운동을 이용한 운동요법이 각광받고 있다. 환자에게 무리를 주지 않는 적절한 강도의 운동은 인체에 활력을 줄 수 있으며, 각종 병적 증상을 약화시킬 수 있기 때문이다.

또 운동요법으로써 복식호흡도 병증의 개선에 도움이 되는 것으로 알려지고 있다. 깊은 호흡은 심리적인 안정을 가져와 무력감과 피로감을 저하시킨다.

저강도 유산소 운동에다 단전호흡을 조화시킨 108배 운동은 만성피로증후군의 운동요법 가운데 가장 이상적인 운동이 될 수 있다. 내가 운영하는 한의원에서는 실제로 만성피로증후군 환자에게 침약과 더불어 108배 운동요법을 병행하고 있는데, 108배 운동을 병행하는 경우 침약만으로 치료하는 경우보다 월등히 높은 치료효과를 보이고 있다.

　　김성진 님(가명, 남, 36세)의 경우가 그 좋은 예다. 김성진 님은 36세의 은행원으로 토요일마다 뭉친 어깨를 풀기 위해 한의원을 찾았다. 진단 결과 직업의 특성상 과도한 컴퓨터 사용으로 뒷목과 어깨를 덮고 있는 승모근 부위가 단단하게 굳은 경결이 만성화되어 있었으며, 이 때문에 늘 머리가 무겁고, 멍한 상태로 의욕 저하 또한 심각하였다. 진급 시험을 앞두고도 걱정만 할 뿐 아무런 노력도 기울이기 싫은 상태였다. 아침에 일어날 때도 젖은 솜처럼 무거운 몸으로 겨우 겨우 일어났으며 지각이 다반사였다. 그러다보니 회사에서 받는 스트레스 또한 견디기 힘든 정도였다.

　　두 달이 넘게 토요일마다 내원해서 침 치료를 받는 김성진 님이 보기에 딱해서 따로 시간을 내어 108배 운동을 자세히 설명하며 아침마다 108배 운동을 할 것을 권유하였다. 침 치료로 어깨가 뭉치고 머리가 무겁게 느껴지는 증상을 완화시켜 줄 수 있지만, 일주일에 한 번 받는 치료로는 만성피로증후군을 완치시키기 어려우니, 보다 근본적인 치료를 위해서는 몸 안에 뭉쳐 있는 기를 원활히 소통시켜 주어야 한다고 설명하고, 내가 동작을 직접 시범해 보이며 적극적으로 108배 운동을 권유했다. 다행히 김성진 님의 경우, 운동의 필요성을 늘 느끼고 있었던 터라 열성을 가지고 절하는 법을 배워갔다.

2주가 지난 토요일 오전, 여느 때처럼 아들을 데리고 온 김성진 님은, 운동의 효과가 이렇게 빨리 나타날 줄 몰랐다고, 어깨가 뭉치는 건 조금 남아 있지만, 늘 무겁던 머리가 가벼워졌고, 몸이 물에 젖은 솜처럼 무거워 아침마다 5분만, 5분만 하다가 겨우 몸을 일으키곤 했던 것이 사라져, 지금은 108배 운동을 하기 전보다 훨씬 더 가볍게 일어난다고 했다. 나는 승모근과 경판상근, 능형근 등에 대한 자침을 통해 확실히 김성진 님의 상태가 호전된 것을 느낄 수 있었다. 108배 운동으로 만성피로증후군의 하나인 의욕 저하를 동반한 만성적인 항강증 및 견비통이 완화된 사례다.

108배 운동은 다른 증상에도 뛰어난 효과를 보이지만, 만성피로증후군의 경우 108배 운동의 효과는 즉각적이고 탁월하다. 매일 아침 108배 운동을 통해 온몸을 풀어줌과 동시에 생활에 리듬감을 주고, 단전호흡을 통해 몸과 마음의 탁한 기운을 몰아내 막힌 기운에 숨통을 틔워주면 만성피로증후군은 어렵잖게 치료될 수 있다.

09.

종합병원이 따로 없던
식당 아주머니

당뇨, 비만, 관절염

식당 아주머니 하면 전형적으로 떠오르는 모습이 있다. 상체가 발달하고 목 뒤에서부터 어깨까지 살이 두툼하게 올라와 있으며 약간 비만한, 그러면서 발목에서부터 무릎, 허리, 어깨에 이르기까지 안 아픈 데가 없는 모습이다.

잠시도 쉴 짬이 없는 게 식당일이다. 그러다보니 팔과 어깨, 목 부위까지 늘 근육 피로가 누적되어 상체가 비대해지고, 걸레질에 음식 서빙에 잠시도 쉴 틈 없이 하루 종일 식당 안을 오가다보니 허리와 무릎도 아프지 않을 수 없다. 그뿐 아니라 틈틈이 먹게 되는 간식과 불규칙한 식사 시간 때문에 소화기질환과 비만, 당뇨에까지 시달리게 된다. 속된 말로 종합병원이다.

유미현(가명, 여, 53세) 님은 우리 한의원에 거의 10년을 개근하신 분이다. 어깨가 뭉쳐서, 머리가 지끈지끈 아파서, 무릎이 붓고 아파서, 팔이 저려서 등 오는 이유는 다양했지만, 그것은 결국 식당일이라는 직업 특성상 어쩔 수 없는 증상들이다. 그 때마다 침구 치료로 통증을 완화시키곤 했지만, 식당일을 계속하는 한 근골격계 질환은 근본적으로 완치가 힘든 증상들이다. 더욱이 최근에는 급격히 불은 체중으로 비만과 무릎관절염, 당뇨로 종합병원이 되어버리고 말았다. 최근 아들까지 분가해 혼자 사는 유미현 님은 무릎이 너무 아파 밤중에 혼자서 운적도 한두 번이 아니라고 한다.

유미현 님은 무릎이 아파 도저히 식당일을 더 이상 할 수 없게 되었다. 하는 수 없이 식당을 친척에게 맡기고 무릎이 나을 때까지 당분간 쉬면서 몸을 회복하기로 마음먹었다. 그러면서 한의원에 와서 한숨을 쉬면서, 딱딱하게 뭉친 어깨를 풀어주고, 왼팔 좀 저리지 않게 해주고, 무릎이 시지 않게 해주고, 살도 좀 빼주고, 당뇨 약 좀 안 먹게 해달라고 하였다. 다친 것도 아닌데 어디 한군데 몸이 성한 데가 없었다.

"모든 증세를 한번에 치료할 수 있는 약은 없지만, 그 모든 증상에 잘 듣는 운동은 있습니다" 하고 말하며 108배 이야기를 꺼냈다. 그런데 유미현 님은 독실한 기독교 신자인지라 난색을 표했다. 다른 운동은 몰라도 부처님 보고 절하는 우상 숭배는 할 수 없다는 것이다.

나는 108배란 부처님한테 절하는 것이 아니라 108번의 절하는 동작을 통해서 우리 몸의 기혈을 바로 돌 수 있게 해주는 운동이며, 유미현 님이 가진 여러 증상을 종합적으로 호전시킬 수 있는 운동이라고 설명하였다. 하지만 유미현 님은 좀처럼 마음을 열지 않았다. 그래서 정홍규 신부님의 이야기를 들려주고, 108배가 정 꺼려지신다면 정홍규 신부님처럼 109배를 해 보라고, 진정 환자를 위하는 마음에서 간곡히 설득하였다. 나의 그런 진정을 이해했는지 마침내 마음을 연 유미현 님은 108배 운동에 동의했다.

나는 무릎관절을 중심으로 봉침치료를 병행하면서 108배를 독려했다. 유미현 님의 경우 무릎관절에 퇴행성관절염이 진행되고 있는 상태라 무엇보다도 절하는 동작에서 무릎에 과도한 부하가 걸리지 않도록 하는 것이 중요했다. 과도한 충격은 자칫 무릎관절염을 악화시킬 수도 있기 때문이다.

중요한 것은, 매트를 충분히 깔아 무릎에 가는 충격을 줄이면서, 엎드리거나 일어서는 동작에서 무릎 주위의 근육과 허리의 힘을 이용하여 몸을 굴신시키는 것이었다. 이를 위해 사나흘에 걸쳐 직접 유미현 님의 동작을 교정하였다. 하지만 문제는 체중이었다. 154센티미터 정도의 키에 64킬로그램에 이르는 체중은 무릎과 발목관절에 무리를 주기에 충분했다. 그래서 첫날은 9배, 둘째 날은 18배, 셋째 날은 27배…… 이런 식으로 횟수를 늘려 나가다가 몸에 무리가 온다 싶으면 횟수를 늘리지 말고 당분간 그대로 유지하라고 했다. 아울러 잘못된 식습관을 교정하기 위해 한약을 처방하고 식단을 제시했다.

다행히 유미현 님은 내 치료법을 신뢰하고, 108배 운동을 통해 충분히 건강을 회복하리라고 확신하고 있었다.

그렇게 치료를 시작하고부터 3주가 지나자, 유미현 님은 먼저 얼굴 표정부터 달라져 있었다. 고된 일에서 해방된 탓도 있겠지만, 108배 운동을 시작하면서 표정이 확연히 밝아진 것이다. 생계를 위한 일 외에, 자신의 몸과 마음을 위해 무언가를 하고 있다는 생각이 몸과 마음을 가볍게 해 준 것이다.

한 달이 지날 무렵 체중이 3.5킬로그램쯤 줄었다. 큰 수치는 아니지만, 비만 처방을 쓴 것도 아니고 몸의 담음을 없애는 약을 쓰고 식단을 바꿨을 뿐인데 3.5킬로그램이나 빠진 것이다. 또한 표정이 바뀌었다. 늘 피로하고 지친 듯한 표정에서 이제는 자신감에 넘치고 여유로운 표정으로 바뀌었다. 꾸준한 침 치료와 병행한 108배 덕분에 유미현 님을 고통스럽게 했던 무릎관절염도 많이 호전되었다. 무릎의 부기가 빠지면서 108배 운동을 통해 무릎 주위의 인대와 근육이 강화되어, 무릎 연골의 부하가 줄어든 결과로 보였다. 한때 무릎이 아파 엉금엉금 기어 화장실에 갔다는 유미현 님은 두 달간의 치료가 끝나갈 즈음, 무릎관절염과 견비통이 거의 다 나았고, 108배 운동과 식이요법만으로 체중도 5킬로그램 정도 줄었다.

지금은 식당일에 복귀한 유미현 님은 앞으로도 108배 운동을 계속하겠노라고 했다. 이제 유미현 님의 몸은 더 이상 종합병원이 아니다. 견비통은 완전히 소멸되었고, 그렇게 아프던 무릎도 계단을 오르내릴 때나 조금씩 통증을 느낄 뿐, 일상생활에서는 아무런 문제가 없다. 넉 달이 지날 쯤에는, 지속적인 식이요법과 108배 운동으로 체중은 57킬로그램까지 빠졌다. 유미현 님은 108배 운동으로 언젠가 당뇨도 극복하겠다는 의지를 가지고 있다.

관절염과 비만에서 그녀를 해방시켜준 108배 운동, 언젠가는 당뇨도 완치될 것으로 믿는다. 108배 운동을 통해 중년의 그녀에게 새로운 삶의 희망이 열린 것이다.

10.
우리 아이가 달라졌어요

조동호(9세, 가명) 어린이는 틱 장애와 주의력결핍 및 과잉행동 장애를 이유로 내원하였다. 틱 장애란 자신의 의지와는 무관하게 근육이 빠른 속도로 리듬감 없이 반복해서 움직이거나 소리를 내는 장애로써 잠시 동안은 참을 수 있지만 한계를 넘으면 증상이 더 심해진다. 의지만으로는 억제할 수 없다. 자신도 모르게 나타나지만 잠을 자면 없어지고, 심리적으로 불안하거나 스트레스를 받으면 심해지기도 한다.

환자의 대부분은 운동 틱을 보이는데 눈·얼굴·목·어깨 등을 움찔거리고 심한 경우에는 팔·다리·몸통을 흔들어대기도 한다. 음성 틱은 마른 기침을 하는 것처럼 '큭큭' '푸푸' 등의 소리를 내는 증세를 말한다.

이러한 증세는 일시적으로 생겼다가 없어지기도 하고 없어졌다가 다시 생기기도 하며 다른 형태로 오래 지속되기도 한다. 원인은 확실하게 밝혀지지 않았지만 스트레스를 해소하려는 행동인 경우가 많고 감수성이 예민하거나 스트레스를 많이 받는 어린이에게 나타나는 것으로 알려져 있다.

동호의 경우 몇 초 간격으로 눈을 심하게 깜빡거렸다. 또한 주의력결핍 및 과잉행동장애를 가지고 있었는데, 초등학교 2학년이라는 나이를 고려하더라도 너무나 산만하고 잠시도 가만있질 못했다. 학교에서는 수업 시간에 자리에서 일어나 돌아다니는 등 너무 산만하다는 통신문을 여러 차례 보내왔다고 한다.

원장실에 들어와서도 의자에 앉아 빙빙 돌더니, 갑자기 벌떡 일어나 책상 밑을 보고, 다시 의자로 돌아가 앉더니 주머니에서 뭔가 꺼내 만지작거린다. 묻는 말에는 대답을 안 하고 같이 따라온 동생하고 말다툼을 시작했다. 어머니는 미안한 듯 연신 주의를 주지만, 그때마다 핑계를 댄다.

아직 성적을 걱정할 나이는 아니지만, 부모로서는 이런 동호가 걱정되지 않을 수 없었다. 시간이 지나면 나아지려니 했지만, 2학년이 되어서도 마찬가지였다.

나는 동호에게는 다른 어떤 약보다 108배가 가장 좋은 치료법이 될 것으로 확신하고, 동호 어머니에게 108배 운동을 권하였다. 동호만 시켜서는 안 될 일이고, 온 가족이 아침에 일어나 108배 운동을 하라고 하였다. 그랬더니 아침에 남편 출근하고 아이들 버스 태워 보내는 것도 난리가 아닌데 그 시간에 어떻게 108배를 할 수 있겠느냐고 난색을 표했다.

나는 아이의 건강과 바른 성장보다 더 중요한 게 어디 있느냐고 반문하고, 아이가 더 이상 틱 장애와 주의력결핍장애에 시달리지 않도록 하려면 가족 모두가 함께 하는 108배 운동이 필요하다는 점을 재차 강조했다. 동호 어머니는 그렇다면 차라리 아침에 걷기운동을 같이 하겠다고 했다.

하지만 걷기운동처럼 좋은 운동도 아침에 아파트에서 엘리베이터 타고 운동장까지 나가고 다시 돌아오려면 번거로울 뿐더러 비라도 오는 날에는 어쩔 수 없이 쉬어야 하는데, 108배 운동은 전혀 그렇지 않다. 시간이나 날씨에 구애 받지도 않고, 마음도 더불어 수양할 수 있다. 틱 장애라는 것도 기의 순환이 틀어진 것인데, 이를 고치려면 전신 경락의 균형과 조화가 중요하다. 주의력장애도 그렇다. 아이의 마음이 중심을 잃었기 때문이다. 108배 운동을 통해서 인내를 배우고, 마음의 뿌리를 찾게 되면 자연히 주의력장애도 해소될 것이다. 그뿐 아니라 어린이의 경우 108배 운동을 통해 성장판을 자극할 수도 있으며, 들숨 날숨의 나들이를 통해 뇌를 맑게 할 수 있어 학습 능력도 향상될 것이다.

이런 설명을 통해 동호 어머니를 설득할 수 있었고, 결국 동호네 가족은 다음 날부터 108배 운동을 시작하게 되었다. 그렇게 동호네 가족이 돌아가고 몇 달이 흘렀다.

동호 소식을 다시 들은 것은 간호사를 통해서였다. 한의원에서 쓸 비품을 사기 위해 동네 가게에 들렀다가 동호 어머니를 만났는데, 반색을 하며 병원 사람들하고 나눠먹으라며 과일을 사주셨다는 것이다. 그렇게 산만하던 동호가 청학동 수련회에라도 다녀온 것처럼 몰라보게 의젓해졌으며, 책을 볼 때도 온몸을 뒤틀다 5분이 못되어 날뛰던 아이가 언제 그랬냐는 듯 집중해 책을 본다는 것이다. 눈을 깜빡이던 틱 증상도 완전히 사라져, 한 달에 한 번씩 병원에서 받던 상담도 그만 둘 수 있었다고 한다. 108배 운동이 그렇게 좋을 줄 몰랐다고, 한번 원장선생님을 찾아뵈어야 하는데, 딱히 시간을 내기 힘들어 아직 못 찾아뵀다며 꼭 감사의 말을 전해달라고 했다는 것이다. 동호 어머니는 이제 친정 식구들에게도 108배 운동을 권하고 있다고 했다. 병이 회복되었다거나 많이 좋아졌다는 이야기를 이렇게 간접적으로라도 듣게 될 때 얼마나 뿌듯하고 가슴이 벅찬지, 임상을 하는 의사가 아니면 모를 것이다.

사실 틱 장애나 주의력장애의 경우, 치료가 쉽지 않은 편이다. 나는 이번 일을 계기로 침약과 더불어 108배 운동을 적극 권유하게 되었다. 소아에게 흔히 나타나는 틱 장애나 주의력결핍장애에 108배 운동보다 더 좋은 치료법은 없다고 믿는다. 또한 성장판을 자극할 수 있고, 단전호흡을 통해 뇌를 자극하여 학습 능력도 향상시킬 수 있으니, 이보다 좋은 치료가 어디 있겠는가.

11.
자연으로 가는 길을 열어준 108배

아토피 치료

윤혜영(가명, 26세) 님은 명문대를 졸업한 직장 여성인데, 심한 아토피를 견디다 못해 한의원에 내원하였다. 이목구비가 뚜렷한 뛰어난 미모의 여성이었지만, 목과 팔목, 오금 부위의 아토피로 피부의 태선화(피부가 변색되면서 코끼리 피부처럼 딱딱해지는 현상)와 가려움증이 심해 신체적 고통은 물론 대인 기피증으로 사회생활마저 어려운 상황이었다.

피부과는 물론이고 아토피로 유명하다는 한의원들까지 모두 다녀봤지만, 가려움증 정도만 그때 그때 조금 호전될 뿐 이미 변색이 되고 딱딱해진 피부는 회복될 기미를 전혀 보이지 않았다. 시간이 지나면서 윤혜영 님의 아토피 증세는 정신과 치료가 필요할 정도로 심리적으로도 심각했다. 이제 막 사회에 나와 열심히 일하고, 남자 친구와 연애도 하고, 한창 바쁘고 즐겁게 살아갈 나이에 아토피로 몸과 마음이 상할 대로 상한 것이다.

나는 맥진과 문진 등 사진四診을 통하여 윤혜영 님의 아토피가 표表에 있다고 진단하고, 발산 약을 투약하면서 일주일에 두 번씩 침 치료를 병행하였다. 그뿐 아니라 병의 근원이 학교 생활을 거치는 동안 강요받았던 경쟁 의식에서 비롯되었다고 판단하고 108배 운동을 처방하였다.

윤혜영 님은, 취지는 알겠지만 지금 요가를 배우고 있으니 108배 대신 요가를 하면 되지 않겠냐고 하였다. 하지만 나는 일주일에 두 번 문화 센터에서 하는 요가로는 우리 몸의 기혈순환을 원활하게 하는 데 한계가 있다고 보고, 매일 아침 108배를 하고 108배가 끝난 이후에도 한동안 좌선하여 명상을 하라고 주문하였다. 오랜 시간의 설득으로 윤혜영 님의 약속을 받아냈다.

아토피는 난치성 질환이다. 108배 운동이 성인병이나 만성피로증후군 등에 뛰어난 효과가 있는 것을 직접 경험하긴 했지만, 이렇게 심한 아토피 환자는 처음이라 환자에게 자신 있게 권유하고도 적잖이 걱정이 되었다. 하지만 구갈口渴이 없고 대소변이 무른 편이며, 맥부현脈浮弦하고 설홍태황백윤舌紅苔黃白潤하여, 병이 표에 있는 기병이라고 확신하였고, 적절한 운동을 통해 울체되어 있는 기의 순환을 촉진시켜주면, 아토피 부위에 있는 사기를 날려버릴 수 있으리라고 확신하여 약과 침 그리고 108배 운동을 처방하게 된 것이다.

치료를 시작한 지 사흘 후, 환자는 극심한 가려움증인 소양감을 호소하였다. 연고를 바르지 않고 있기 때문이었다. 환자 역시 이러한 과정을 거쳐야 한다는 것을 이해하고 있었지만, 소양감은 도를 지나쳐 도저히 긁지 않고는 견딜 수가 없을 정도였다. 이러한 상태가 일주일이 넘게 지속되었다.

나는 황백, 고삼, 애엽, 어성초 등의 약재를 적절히 배합하여 탕액을 만들어주고 냉장 보관해 두었다가 소양감이 심할 때마다 조금씩 바르라고 지시하였다. 소양감이란 몸에서 사기가 빠져나오려고 하는 것이다. 그것을 지나치게 긁어 2차적 감염을 일으키는 것도 문제지만, 연고로 덮어두는 것도 문제다. 사기는 몸 밖으로 빠져나와야 한다. 다행히 열흘이 지나자 윤혜영 님의 소양감은 조금씩 사라졌다.

이후 사암침을 이용한 침 치료와 108배 운동에 대한 독려가 계속되었다. 일주일에 두 번 침 치료를 병행하면서 투약하는 과정이 반복되었다. 그렇게 2개월이 지나자 처음으로 본인 스스로가 태선화된 피부의 색이 옅어졌다는 걸 느끼게 되었다. 2개월 전에 찍은 사진과 비교해 볼 때 확연히 피부 색깔이 옅어졌다. 몇 년 만에 처음이었다.

소양감이 사라지고 피부 색깔이 돌아오자 환자는 108배 운동과 침약 치료에 대해 점점 더 확신을 갖게 되었다. 아토피와 같은 만성질환의 경우 의사와 환자와의 신뢰가 무엇보다 중요하다. 치료 과정이 지속되려면 의사와 그 의사가 제시하는 처방에 대해 환자가 절대적인 신뢰를 가지고 있어야 한다. 윤혜영 님의 경우 명현기를 넘기고, 소양감이 없어지고 변색된 부위가 옅어지는 것을 보며 더욱 적극적으로 치료에 임하게 되었다. 2박3일간 설악동에서 열린 사내 워크숍에서도 아침에 제 시간에 일어나 108배를 할 정도였다.

그렇게 넉 달이 흘렀다. 날씨는 겨울로 다가가면서 자꾸만 건조해져갔다. 예년 같으면 환절기를 거치면서 더욱 악화되었을 아토피가 많이 순해졌다. 자는 도중 무의식 중에 벅벅 긁게 되어 피까지 흐르던 목 부위의 아토피가 이제 희미한 색깔과 표피의 거친 흔적만 조금 남게 되었다.

아토피는 불치의 병이 아니다. 그것은 우리가 편리하다고 생각했지만 자연을 거스르는 생활환경과 그 속에서 살아남기 위해서 끊임없는 스트레스에 시달려온 현대인들에게 내려진 문명병일 따름이다.

108배는 자연으로 돌아가려는 운동이다. 흐트러진 몸의 기운을 바로잡고, 호흡과 마음 다스림을 통해 우리가 원래 태어났던 몸으로, 때 묻지 않은 마음으로 돌아가려는 운동이다. 문명으로 인한 병에 자연으로 돌아가려는 운동이 최선의 치료책이 될 것이라는 것은 두말 할 나위가 없다.

108배야 말로 우리 몸과 마음의 균형을 되찾아 기운을 바로잡을 수 있는 운동이다. 윤혜영 님은 현재도 한의원에서 치료를 받고 있다. 태선화된 목 부위의 피부를 본디 상태로 되돌리기 위해서다. 108배를 하며 윤혜영 님에게 일어난 변화는 그뿐이 아니다. 사람이 너그러워졌다고 할까. 빈틈없던 성격이 한결 여유롭고 너그럽게 바뀌었다. 늘 시간에 쫓기던 사람에게서 이제는 내면의 아름다움을 볼 수 있었다.

나는 윤혜영 님이 언젠가 아토피에서 완전히 해방되리라고 믿는다. 설사 완전하게 피부를 회복하지는 못하더라도 그로 인해 위축되거나 좌절하지 않을 것이다. 누구를 만나더라도 당당하게 자신을 내보일 것이다. 108배 운동이 병을 고치면서 마음까지 고쳤으니 말이다.

12

혈압 약 좀 먹지 않게 해 주세요

고혈압

이형기(가명, 남, 54세) 님은 본인 외에도 가족 모두가 나를 가정주치의로 생각하고 몸에 이상이 생기면 다른 병원에 가기 전에 우선 우리 한의원부터 찾아오곤 했다. 사업으로 어느 정도 성공했고 평소 건강 관리도 남달라서 가끔 요통으로 침을 맞으러 오는 것 외엔 달리 건강에 문제가 없던 분이다.

그런 이형기 님이 평일 오전에 심각한 얼굴로 찾아왔다. 정기검진 결과 수축기혈압이 160mmHg, 이완기 혈압이 100mmHg로 나와 혈압 약을 복용해야 한다는 것이다. 자기 건강에 대해 누구보다도 자신 있었던 터라 이형기 님의 실망은 도를 넘어선 것이었다.

"선생님, 혈압 약은 한번 먹기 시작하면 죽을 때까지 매일 먹어야 한다는데 정말 그렇습니까? 검진을 안 받았다면 모를 텐데, 괜히 카드 회사에서 주는 검진권으로 검진을 받아 약만 먹게 됐습니다. 몸에 아무 이상도 없는데 이 약 먹어야 할까요?"

나는 다른 약은 혹 잊어버리고 안 드시더라도 혈압 약은 꼭 드셔야 한다는 점을 몇 번이나 강조해야 했다.

고혈압은 합병증이 없는 한 드러나는 신체적 증상이 없지만 심해지면 뇌졸중, 심근경색, 심부전, 신부전 등 치명적인 합병증을 일으켜 '침묵의 살인자'란 별명으로 불리는 무서운 질환이다.

혈압이란 혈액이 심장으로부터 뿜어져 나오면서 동맥벽에 미치는 혈액의 압력을 말하는데, 수축기혈압이 140mmHg 이상, 이완기혈압이 90mmHg 이상 높아진 경우를 고혈압이라고 진단한다. 고혈압은 유전적 요인이 크며 음식을 짜게 먹는 사람과 비만한 사람에게서 쉽게 발생하고, 흡연과 과음도 고혈압의 중요한 요인이 된다. 스트레스, 운동 부족, 공격적이고 긴장을 잘 하는 성격 등도 혈압 상승의 원인이 되는 것으로 알려지고 있다.

고혈압을 치료하지 않고 방치하면 동맥경화가 빨리 진행되며 혈관 협착이나 파열 같은 합병증도 일찍 발생한다. 따라서 고혈압은 발견 즉시 적극적으로 치료해야 합병증의 발병을 막고 삶의 질도 높일 수 있다.

고혈압의 가장 심각한 합병증으로는 뇌출혈을 들 수 있는데, 뇌출혈이란 고혈압으로 뇌동맥이 파열되어 뇌 조직에 손상을 일으키는 병을 말한다. 뇌출혈이 발생하면 갑자기 한 쪽 팔다리가 마비되고 감각 이상이 오거나 말을 못하게 되고 심한 두통 및 구토와 함께 의식을 잃고 쓰러져 수일 이내에 호흡 마비로 사망하기도 한다.

이형기 님은 나와 오랜 인연이 있는 환자라서 고혈압의 위험성과 혈압 약 복용의 필요성에 대해서 자세히 설명해나갔다. 하지만 환자가 이미 알고 있는 내용이다. 문제는 환자가 머리로는 이러한 사실을 알고 있으면서도 신체적으로는 별다른 증상이 없기 때문에 약물요법과 그 밖의 치료법에 대해 적극성을 띠지 않는다는 점이다.

"선생님, 혈압 약 먹는 대신 한약을 먹으면 안 될까요? 매일 알약을 평생 먹으니 한약 한두 재로 치료할 수 있다면 그렇게 하고 싶은데."

나는 한약이나 침 치료로 단기간 혈압을 내릴 수는 있으나 식사 조절, 체중 관리, 음주, 금연 등의 생활요법이 병행되지 않으면 다시 혈압이 올라갈 수밖에 없다는 것을 주지시켜야 했다.

고혈압 치료를 위해 약물요법과 더불어 식사 조절, 스트레스 해소, 체중 관리, 음주와 금연 등의 생활요법이 필수적이다. 이 가운데 빼놓아서는 안 될 것이 바로 규칙적인 운동이다. 그렇지만 이형기 님의 경우 바쁜 업무로 따로 시간을 낼 형편이 아니었다. 그래서 간단한 침 치료와 더불어 108배 운동을 직접 시범해 보이며 오늘 당장 시작해보라고 하였다.

그렇지만 이형기 님은 자신도 일주일에 한 번은 필드에 나가라운딩을 한다고 꼭 운동을 해야 한다면 골프 횟수를 조금 더 늘리겠다고 했다. 나는 일주일에 한두 번 치는 골프보다는 매일 아침에 하는 108배 운동이 고혈압에 훨씬 유효한 운동이 될 수 있다고 오랜 시간을 설득한 끝에 이형기 님의 동의를 얻어냈다.

그런데 며칠 후 따님이 찾아왔다. 평소 상냥하던 아가씨가 잔뜩 볼멘소리로 따지듯이 말했다. 아버지에게 무슨 이야기를 하셨기에 아침마다 사람을 깨워 난데없는 108배를 시키느냐고.

나는 속으로 무릎을 탁 쳤다.

"아, 그러십니까. 아버지는 조금만 더 108배를 열심히 하시면 혈압 약을 드시지 않으셔도 될 겁니다. 설사 혈압 약을 계속 드셔야 하더라도 10년은 더 장수하실 수 있을 겁니다. 이윤정(가명) 님도 지금 고시 공부 중이죠. 아버지를 따라 매일 108배를 하면 고시 공부에도 많은 도움이 될 겁니다."

오랜 임상 경험을 통해 보건대, 가족들에게까지 108배 운동을 권할 정도면 효과는 확실하다.

일반적으로 고혈압 환자가 자신의 운동 능력에 맞추어 3개월 이상 규칙적인 유산소 운동을 하게 되면 개인 차이는 있지만 수축기혈압은 4~9mmHg, 이완기혈압은 3~15mmHg까지 내려간다.

그러나 고혈압 환자는 특히 운동을 할 때 주의하여야 할 점이 많다. 고혈압 환자가 운동을 하게 되면 정상 혈압을 가진 사람보다 혈압이 더 올라가기 때문에 운동 중의 수축기 혈압이

200mmHg 이상 올라가는 운동을 해서는 안 된다. 특히 역기 등을 이용한 중량 운동이나 단거리 달리기 등과 같은 단시간에 큰 힘과 에너지를 요하는 무산소 운동은 말초혈관 저항을 높여 혈압을 크게 상승시키는 만큼 반드시 피해야 한다. 따라서 고혈압 환자에게는 운동을 하더라도 급작스러운 혈압상승을 초래하지 않을 낮은 강도의 유산소 운동이 권장된다.

고혈압 환자에게 가장 적합한 운동은 바로 108배다. 108배 운동은 적절한 운동량을 가지면서도 각 동작이 호흡과 조화를 이룸으로써 운동 과정에서 대단히 안정적인 신체 상태를 나타낸다. 실제 108배 운동에 숙련된 사람의 경우 깊은 단전호흡을 하게 되어 운동을 하는 과정에서 오히려 평상시보다 더욱 안정된 호흡을 하는 경우도 있다.

108배 운동은 저강도 유산소 운동으로써 정신적인 안정을 함께 줄 수 있기 때문에 3개월 이상 시행하게 되면 초기의 고혈압 환자의 경우 확실한 효과를 볼 수 있다.

그런 일이 있은 후 몇 달 뒤 이형기 님이 작은 선물 꾸러미를 가지고 다시 찾아왔다. 몰라보게 혈색이 좋아져 있었다. 늘 피로에 지쳐 거무스름하고 탁해 보이던 얼굴이 밝아졌으며 윤기가 돌았다. 당분간 지켜봐야 한다는 조건이 붙었지만 하루 한 알씩 꼭 먹어야 했던 혈압 약을 이제는 먹지 않아도 된다는 말을 들었다는 것이다.

"이게 다 선생님 덕분입니다. 다른 운동이었으면 제가 이렇게

매일 하지 못했을 겁니다. 그렇지만 선생님이 가르쳐 주신 108
배는 습관이 되니까 정말 출장을 가서도 하게 되더군요. 처음에
는 가족들도 영문을 몰라 했지만 이제는 모두 따라하고 있습니
다. 두 딸들도 이제는 억지로 시키지 않아도 잘 하고 있고요. 덕
분에 아이들 혈색도 많이 좋아졌습니다."

　예상보다 좋은 결과였다. 일반적으로 혈압 약은 한번 처방을
받으면 평생을 먹어야 하는 것으로 알고 있지만, 혈압 약을 먹으
면서 식이요법, 비만 관리, 고지혈증 관리, 적당한 운동 등의 건
강관리를 병행하게 되면, 가벼운 고혈압이 있던 사람은 저절로
혈압이 정상 수준으로 조절될 수 있다. 그럴 때는 약을 얼마든지
끊을 수 있다. 고혈압이 국민병이라면 108배 운동은 국민운동인
셈이다.

13

108배 운동으로 중풍 예방을

중장년층에게 가장 무서운 병이 무엇이냐고 묻는다면 십중팔구는 중풍이라고 대답할 것이다. 중풍은 누구도 예상할 수 없는 시간에 급작스럽게 발병하여 환자를 사망에 이르게 하거나, 사망하지 않더라도 합병증이나 심각한 후유증으로 환자나 가족들에게 너무나 큰 고통을 안겨주기 때문이다.

우리가 흔히 중풍이라고 말하는 병은 현대 의학적으로 말하자면 뇌졸중에 해당한다. 뇌졸중, 그러니까 중풍은 뇌의 혈관이 막히거나 터져서 오는 병이다. 뇌혈관이 막히면 혈관을 통한 산소와 영양분을 공급받지 못한 뇌조직의 일부가 죽게 되는데 이 경우를 뇌경색이라 하며, 뇌혈관이 아예 터져버려 그 출혈로 인해 뇌에 부종이 생기고 뇌조직의 광범위한 괴사가 일어나는 것을 뇌출혈이라고 한다. 이렇게 중풍은 그 발병 기전에 따라 뇌경색과 뇌출혈로 대별되고, 이 밖에도 지주막하출혈, 동정맥기형, 일과성 뇌허혈 발작 등 세항으로 분류될 수 있지만, 이들은 모두 뇌혈관의 혈액순환 문제라는 점에서 공통점을 가진다. 즉 중풍은 뇌혈관의 혈액순환에 문제가 생겨 발생하는 병이다.

중풍中風이란 병명은 어원을 따져보면 알 수 있듯이, 그 발병의 양상이 급작스럽고 변화가 바람처럼 빠르다고 하여 붙여진 이름이다. 중풍이 무서운 것은 그 합병증이나 후유증이 심각한 장애로 이어질 수 있다는 점 때문이기도 하지만, 발병의 시점을 예상할 수 없다는 점, 그리고 마땅한 예방책이 없다는 점에서도 기인한다. 누구도 예상치 못한 시간에 풍을 맞아 쓰러지게 되는 것이다. 그런데 중풍은 정말 아무런 예고 없이 찾아오는 저승 사자일까?

그렇진 않다. 건강한 사람이 풍을 맞기도 하지만, 대부분 중풍은 풍을 맞을 조건이 되는 사람에게 발생한다. 풍을 맞을 조건이란 중풍의 위험인자인데, 그러면 이러한 위험인자에는 무엇이 있을까.

우선 연령이다. 고령高齡의 경우 풍을 맞을 확률은 젊은 사람에 비해 현저히 높다. 다음으로는 고혈압, 고지혈증, 당뇨, 비만, 흡연, 스트레스 등이 위험인자로 거론된다. 이러한 위험 인자들에 장기간 노출되었을 경우, 풍에 맞을 확률은 건강한 사람에 비해 몇 배 또는 몇 십 배까지 높아진다.

그렇다면 중풍을 예방할 수 있는 길은 보다 명확해진다. 우선 고령이라는 조건은 어쩔 수 없는 것으로 친다면, 중풍의 위험 인자에 해당하는 질병이 있을 경우 그 관리가 대단히 중요하다. 고혈압, 고지혈증, 당뇨, 비만 등이 있는 사람은 해당 질병의 관리를 위하여 복용 중인 약을 절대로 임의로 중단해서는 안 된다. 또한 식이조절과 운동을 통해 신체의 항병력을 증강시켜야 한다.

중풍은 앞서 말했듯이 뇌혈관에 문제가 생겨 발생하는 병이므로 뇌 내의 혈액순환이 원활해지면, 더 큰 범주에서 말하자면 전신의 혈액순환이 원활해지면 발병 가능성이 현저히 줄어든다. 기존 질환의 관리, 식이조절, 적당한 운동은 전신의 혈액순환을 원활하게 하는 데 꼭 필요한 요소들이다. 이때의 운동은 유산소 운동으로, 완급을 조절할 수 있어야 하며, 매일 할 수 있는 운동 즉 운동의 지속률이 높은 운동이어야 한다. 그뿐 아니라 중풍 환자들은 반부처가 되면 저절로 낫는다는 옛말이 있듯이 분노나 급작스런 희노애락에 사로잡히지 않도록 마음의 안정을 가져다주는 것 또한 중풍 예방을 위한 운동에 중요한 필요 조건이 된다.

108배는 전신운동으로써 체력과 연령, 병력에 따라 완급을 조절할 수 있는 유산소 운동임과 동시에 마음을 다스리는 데 가장 좋은 운동이다. 이런 점들을 고려하면 108배야 말로 중풍 예방에 최적의 운동이다. 다시 말하자면 중풍을 예방하는 데는 몸과 마음을 모두 다스릴 수 있는 운동이 필요한데, 그러한 점에서 108배가 제격이다.

하루 108배, 내 몸을 살리는 10분의 기적

한편 침구치료 면에서 보자면, 한방에서는 예로부터 중풍의 치료와 예방에 사용되는 경혈을 중풍칠처혈中風七處穴로 기록해 왔다. 중풍칠처혈에 대해서 당대의 손사막은 『천금익방』에서 백회, 풍지, 대추, 견정, 곡지, 간사, 족삼리를 언급하였고, 송대의 왕희은은 『태평성혜방』에서 백회, 곡빈, 견정, 풍시, 족삼리, 절골, 곡지를, 남송의 왕집중은 『침구자생경』에서 백회, 곡빈, 견우, 풍시, 곡지, 절골, 족삼리를 중풍칠처혈로써 언급하고 있다.

현대에 와서도 침의 중풍 예방 효과에 대해 오무라Omura는 『인터내셔널 저널The International Journal』에 발표한 논문을 통해서 침이 뇌혈류순환을 증가시킨다고 보고하였고, 대한침구학회에 발표된 논문에서는 중풍칠처혈에 대한 자침이 중대뇌동맥의 손상된 혈관에 대한 수축기혈류속도에 영향을 미치며, 말초혈관의 저항성을 감소시켜 뇌혈액순환의 증가에 양호한 효과를 나타냄을 보고하고 있다. 그뿐 아니라 뇌졸중 후 중추성 통증 환자를 대상으로 한 실험에서도 전침치료는 통증을 유의성 있게 감소(VAS 통증 점수 치료전 7.7 ± 1.7에서 치료후 4.4 ± 2.0)시켰음이 보고되고 있다. 중풍의 예방과 치료에 있어 침구치료의 유의성을 재차 확인시켜준 셈이다.

나는 또한 중풍의 예방과 치료에 중풍칠처혈 외에 기경팔맥奇經八脈과 팔맥교회혈八脈交會穴을 이용하고 있다. 기경팔맥이란 12정경 외에 독맥, 임맥, 충맥, 대맥, 양교맥, 음교맥, 양유맥, 음유맥을 말하는 것으로, 12정경을 흐르던 기가 비정상적인 정황으로 인하여 정경에서 넘쳐날 때에는 이를 받는 역할을 하며, 12정경의 기가 부족할 때에는 이를 보충하는 역할을 하고 있다.

중풍이라는 병이 기혈의 순환이 막혀서 생기는 병인 바, 기경팔맥에 대한 자침으로 정경의 과부족을 보충하여 인신의 정상적인 기혈순환을 도울 수 있다면 중풍의 예방과 치료에 많은 도움을 줄 것이다. 즉 건강한 상태에서는 우리 몸의 기혈의 순환이 12정경을 중심으로 과부족이 없이 이루어지는 데 비해, 성인병이나 만성적 스트레스 상태에서는 기혈의 순환이 12정경의 정상적인 흐름에서 벗어나게 되므로, 기경팔맥의 중요 혈위에 자침하게 되면 부조화된 음양이 바로잡히고, 기혈이 12정경으로 정상적으로 순환할 수 있게 된다.

이러한 점에서 팔맥교회혈에 대한 자침이 중요성을 지닌다. 팔맥교회혈이란 사지 부위에서 12정경과 기경팔맥의 8개의 수혈이 교차하는 혈위를 이르는 것으로, 정경과 기경에 동시에 작용할 수 있어 응용 범위가 일반 혈위에 비해 광범위하다. 이를테면 12정경에 속하는 족태음비경과 기경팔맥에 속하는 충맥이 교회하는 곳에 위치한 공손혈은 심, 흉, 위를 주치할 수 있으며, 역시 12정경에 속하는 수태양소장경과 기경팔맥에 속하는 독맥이 교회하는 곳에 위치한 후계혈은 눈의 안쪽과 목, 귀, 어깨, 소장, 방광 등의 병을 다스릴 수 있다. 이와 같은 원리로 8개의 경혈에 자극을 줌으로써 음경과 양경, 12정경과 기경팔맥을 동시에 자극할 수 있는 것이 바로 팔맥교회혈에 대한 자침이다. 결론적으로 말하자면 중풍에 있어서 중풍칠처혈과 더불어 팔맥교회혈에 대한 자극은 전신의 기혈순환을 정상화시켜 중풍의 예방과 치료에 큰 효과를 거둘 수 있다.

중풍은 그 발병 양상이 바람과 같이 빠르고 변화무쌍하다고 하여 붙여진 이름이다. 하지만 실상 중풍은 여러 위험 인자에 장기간 노출되어 인체의 음양 조화가 깨어진 상태에서 발생한다고 볼 수 있다. 즉 돌연히 발생하기는 하지만, 그렇다고 예방이 불가능한 것도 아니라는 것이다. 중풍이 오기 전에 유관 질환들을 잘 관리하고, 섭생에 유의하며, 108배 운동을 통해 기혈의 순환을 정상화시켜, 음양의 부조화를 바로잡을 수 있다면 중풍은 충분히 예방 가능하다고 본다.

14

다이어트의 진실과 거짓

비만

이제는 거리 어디를 가더라도 비만 클리닉, 피부 관리, 경락 관리 등이 쓰인 간판을 볼 수 있다. 오프라인뿐이겠는가. 온라인 상에도 각종 포털 사이트에는 한 달에 8킬로그램 책임 감량, 요요 없는 다이어트, 맞춤 다이어트 등등 현란한 수사로 포장된 번쩍거리는 플래시 광고들이 눈길을 어지럽힌다. 바야흐로 비만은 21세기 최대의 화두가 된 듯하다.

이렇게 비만 관련 의료시장과 산업이 번창하고, 그에 관한 연구논문, 정보들이 하루에도 수없이 쏟아져 나오는데도 정작 비만환자들이 믿고 의지할 만한, 건강을 해치지 않는 바른 다이어트 방법에 대한 정보는 찾기가 쉽지 않다.

비만 치료를 원하는 환자들을 상담해보면 상당수가 최소한 서너 차례의 다이어트를 시도하였으나 번번이 실패로 끝난 경우가 많았다. 그나마 원래 체중으로 회복되는 경우는 다행이었다. 어떤 경우는 힘들여 뺀 체중이 다이어트 후 급격히 불어나더니 다이어트 시작 전의 체중을 초과해버리는 경우도 종종 있었다.

원인은 여러 가지였다. 약에만 의존하는 경우, 굶기식 다이어트를 한 경우, 지방흡입술 등 외과적 시술로 비만을 해결하려고 한 경우, 의료기관이 아닌 곳에서 무리하게 단식을 한 경우, 절식만으로 또는 운동만으로 살을 빼려고 한 경우, 수차례의 다이어트로 이미 다이어트에 대한 내성이 생긴 경우 등으로 원인은 다양했다. 하지만 공통된 점은 실제 본인의 의지가 부족해서 다이어트에 실패한 경우보다 잘못된 정보, 잘못된 접근 방식 때문에 다이어트에 실패하고 건강을 망치고 오는 경우가 더 많았다.

비만의 기준, 비만으로 오는 합병증에 관한 내용은 이미 상식이 되었으므로 여기서는 재론하지 않겠다. 다만 비만은 일반인이 생각하는 것 이상으로 모든 성인병의 뿌리가 될 수 있는 무서운 질병이라는 점만은 다시 한번 강조하고 싶다.

일례로 한의원에 내원하는 상당수 환자들은 혈액순환이 잘되는 약을 찾고 있는데, 혈액순환이라는 것도 비만과 밀접한 관련을 지니고 있다. 체지방이 과다하게 축적이 되면 혈액 속에 지방덩어리들이 떠돌아다니게 되는데, 이 지질이 과다한 상태가 고콜레스테롤 혈증, 그러니까 고지혈증이 되는 것이다. 한편 과다한 체지방으로 인해 혈관의 탄력성이 저하되면 동맥경화라고 하는 병이 생긴다. 고지혈증과 동맥경화로 혈액이 탁해지고, 혈관은 좁아지게 되는데 이렇게 되면 고혈압이 자연스럽게 발생한다.

고지혈증, 동맥경화, 고혈압은 상당 부분 체지방 과다 축적 곧 비만이 그 원인이다. 이런 상태에서 혈액순환 측면을 보자. 비만 환자들의 경우 과다한 체지방으로 혈관에 때가 덕지덕지 끼고 딱딱해지면서, 혈액은 지방 덩어리들로 끈적끈적하게 된다. 이런 상태에서 혈액순환이 잘 될 수 있겠는가. 체지방을 적정 수준으로 줄이기만 해도 환자들이 입버릇처럼 말하는 혈액순환은 잘 될 수 있다. 체지방 축적이 여기까지라면 그나마 다행이다.

위에서 말한 체지방 과다 축적에 의한 고지혈증, 고혈압, 동맥경화가 더 진행 되면 어느 순간 혈관이 막히거나 터지게 된다. 이러한 현상이 심장을 둘러싼 혈관에서 일어날 때, 심근경색이 발생한다. 심장의 한 부위가 죽어가는 것이다. 급성 심근경색의 경우 30퍼센트가 그 자리에서 사망한다. 흔히 심장마비라고 부르는 병이다. 또한 뇌의 혈관이 막히거나 터지는 경우도 생기는데 이것이 뇌졸중, 곧 중풍이 되는 것이다. 체지방의 과다, 그로 인한 혈액순환장애의 문제는 종국에는 심장마비나 중풍으로 이어진다. 문제는 이러한 사실을 정확히 인지하고 있는 환자가 드물다는 것이다.

다이어트는 미용의 문제가 아니라 생명의 문제다. 제대로 된 다이어트, 건강을 위한 다이어트를 하고자 한다면 그 첫걸음은 체지방의 과다한 축적이 왜 생기는지, 그 진행과 결과는 어떻게 되는지를 먼저 정확히 알아야 한다. 그것이 제대로 된 다이어트의 첫걸음이다. 무엇을 얼마만큼 언제 먹어야 살이 안 찌고, 무엇은 하지 말고, 무엇은 하고 이런 정보를 찾느라 시간을 낭비하지 말자. 그런 정보의 대부분은 비전문가들에 의해 유포된 그릇된 정보일 뿐이다.

다음 사례들을 보면서 구체적으로 어떤 방법이 잘못된 다이어트 방법이고, 어떤 방법이 제대로 된, 건강을 위한 다이어트 방법인지 생각해보자.

한 달 8킬로그램 책임감량 + 요요 없는 다이어트?
: 심정은 님(가명, 여, 23세)

요요라는 장난감이 있다. 동그란 원형 가운데에 있는 막대를 축으로 하여 끈을 매단 것인데, 이 끈을 감아 손가락에 끼우고 늘어뜨리면 내려갔던 요요가 다시 빠르게 위로 올라오도록 되어 있다. 체중 감량 후에 다시 체중 증가가 일어나는 현상이 이 요요와 흡사하여, 다이어트 후의 급격한 체중회복 현상을 요요현상이라고 부른다.

요요현상이 일어나는 대표적인 다이어트 방법은 식사량을 극단적으로 줄이는 굶기식 다이어트다.

단백질과 미네랄의 적절한 공급 없이 굶기식 다이어트를 하게 되면 체중은 빠지되, 그 빠지는 체중은 거의 근육량과 수분의 감소에 기인한다. 근육이 빠져나가면 이로 인해 기초대사량이 낮아진다. 기초대사량이 낮아지면 식사량이 상당 부분 줄어들더라도 소모되는 에너지 자체가 줄기 때문에 만성적인 에너지 과잉 상태가 된다. 많이 먹어서 에너지가 남아도는 게 아니라 적게 먹는데도 그걸 체내에서 소모할 근육이 부족하기 때문에 에너지가 남아돌게 되는 것이다.

체내의 이 잉여 에너지는 어떻게 될까. 이 잉여 에너지는 거의 대부분 지방으로 바뀌어 체내에 저장된다. 분명히 전보다 덜 먹고 있는데 지방 축적은 무섭게 일어나게 되는 것이다. 또한 다이어트 초기에는 체내의 수분 손실 때문에 체중 감량이 일어나지만 일정 기간이 지나면 단백질과 탄수화물이 다량의 수분을 함께 저장하기 때문에 체중이 빠른 속도로 증가한다. 말하자면 굶기식 다이어트는 필연적으로 요요현상을 동반할 수밖에 없다.

한 달 8킬로그램 책임감량, 요요 없는 다이어트는 절대 같이 쓸 수 없는 말이다. 우선 한 달 8킬로그램이란 말 자체가 몇 킬로그램의 사람을 몇 킬로그램으로 뺀다는 얘기인지 알 수가 없다. 또한 8킬로그램을 뺐다 치더라도 요요가 생기지 않는다는 말은 앞뒤가 맞지 않는다. 굶으면 8킬로그램을 뺄 수는 있다. 또한 요요 없는 다이어트도 있다. 하지만 굶어서 8킬로그램을 뺐는데 요요현상이 없다는 것은 말이 안 된다. 이치에 맞지 않다. 그것은 마치 냄비에 있는 물을 가스불로 데워 얼릴 수 있다는 것과 같은 논리다.

요요 없는 다이어트가 되려면 첫째로는 굶기식 다이어트를 지양해야 하고, 둘째로는 다이어트 기간 중 근육량을 유지하기 위해 양질의 단백질이 충분히 공급되어야 하며, 셋째로는 유산소 운동과 더불어 적당한 부하의 근력운동이 병행되어야 한다. 이런 기본 원칙이 지켜질 때만이 요요 없는 다이어트가 가능하다.

심정은(가명, 여, 28세) 님의 경우, 그 어머니의 말을 빌리자면, 시집보낼 돈을 다이어트로 다 까먹은 케이스다. 심정은 님은 잘못된 다이어트 상식과 방법 때문에 비만과 힘겨운 싸움을 하다가 20대를 다 보내버렸다. 안 해본 다이어트가 없었고, 가입하지 않는 다이어트 동호회가 없었다. 단식부터 시작해서, 온갖 종류의 원푸드 다이어트, 황제 다이어트, 덴마크식 다이어트 그리고 각종 연예인들의 이름을 딴 다이어트에 이르기까지 심정은 님은 자신의 몸을 실험 대상으로 삼아 가혹한 다이어트 실험을 자행했던 것이다.

그러나 결과는 참담했다. 20대 초반에 60킬로그램 대였던 몸무게가 갖가지 잘못된 다이어트로 인한 요요현상으로 80킬로그램이 넘어가게 된 것이다. 심정은 님의 신장과 체중은 내원 당시 168센티미터에 82킬로그램. 예쁘장한 얼굴이 퉁퉁 부어 보여 화가 난 듯 보였고, 누가 보더라도 얼굴이 아깝다는 말을 들어야 할 상황이었다.

나는 먼저 그간 다이어트의 문제점을 하나하나 지적해 준 다음, 요요현상이 생기는 원인과 요요현상 없이 다이어트 할 수 있는 방법에 대하여 자세히 설명했다. 심정은 님은 머리로는 그런 내용을 잘 알고 있었다. 하지만 실천이 안 되었다. 문제는 불규칙한 생활과 거의 매일 마시는 술, 밀가루 음식과 달고 기름진 음식을 체질적으로 너무 좋아하는 데 있었다.

밀가루 음식을 먹으면 살이 찐다는 것은 밀 자체의 성분이 나빠서가 아니다. 밀 자체는 훌륭한 탄수화물 섭취원이다. 문제는 그 밀을 수입해서 가공하여 하얀 밀가루로 만들고, 그 맛없는 맹맹한 흰 밀가루를 재료로 과자나 빵, 케익, 스파게티 등 맛있는 음식이 만들어지기까지의 과정에서 너무나 많은 식품 첨가물과 당분이 들어간다는 데 있다. 이렇게 가공된 밀가루 음식은 수분만 첨가 되었을 뿐 아무런 가공도 거치지 않는 잡곡밥이나 쌀밥보다 훨씬 더 많은 열량과 당분을 함유하고 있다.

그뿐 아니라 밥을 먹을 때 먹게 되는 반찬들은 고른 영양소를 가지고 있지만, 밀가루 음식은 당분과 식품 첨가물 외에 별다른 영양소를 갖고 있지 않다. 패밀리 레스토랑의 음식들도 마찬가지다. 그 달고 기름진 음식은 우리 몸에 들어가서 필요 이상의 열량을 공급하게 되고, 이렇게 남은 잉여 에너지는 빠른 속도로 지방으로 전환되어 우리 몸에 차근차근 저장된다.

심정은 님에게 내린 처방은 다음과 같았다. 첫째로는 모든 종류의 밀가루 음식을 금할 것, 둘째로는 다이어트 기간 중 금주할 것, 셋째로는 현재 아무것도 먹고 있지 않는 아침 시간에 두부 반 모와 우유 한 잔, 토마토 두 개를 먹을 것, 넷째로는 하루 1리터 정도의 수분을 공복에 섭취할 것, 다섯째로는 매일 아침 108 배 운동을 할 것.

나는 이 가운데서 108배 운동을 가장 강조했다. 왜냐하면 심 정은 님은 거듭된 다이어트 실패와 구직 난으로 몇 년째 계속하 고 있는 아르바이트 생활, 뚱뚱한 몸매 때문에 연애 한번 못해본 채로 20대를 보내는 데서 오는 좌절감, 그리고 이런 마음을 달 래기 위한 음주가 비만의 원인으로 파악되었기 때문이다.

이 경우 제대로 된 식단을 제시하고 적정량의 지속 가능한 운 동 처방을 내리고 그것을 충분히 몸에 익히도록 독려하며, 아울 러 심리적인 자괴감을 극복시키면 요요 없는 다이어트가 가능하 다. 심정은 님에게 108배 운동은 운동량이 많아서라기보다는 자 괴감을 극복시키고 운동을 습관화하는 데 필요한 것이었다.

심정은 님과 같이 심리적인 원인이 주가 되는 스트레스성 비 만의 경우, 108배 운동은 뛰어난 효과를 발휘한다. 108배 운동 으로 마음을 다스리게 되면 음주 횟수가 줄어들게 되고, 규칙적 인 생활이 가능해 아침 식사를 할 수 있게 된다. 아침을 먹게 되 면 점심이나 저녁 때의 과식을 막을 수 있고, 그렇게 되면 불규 칙한 식사나 공복 후 폭식을 할 때 일어나는 인슐린 과분비로 인 한 지방 축적을 막을 수 있다.

심정은 님은 두 달간 12킬로그램을 감량하였고, 그 가운데 9 킬로그램 이상이 순수한 체지방에서 빠져나갔다. 이렇게 된 데 는 어머니의 노력이 컸다. 어머니가 아침마다 함께 108배 운동을 하였던 것이다. 체중 감량에 가장 큰 적이던 음주 횟수가 현저히 줄어들었고 이에 따라 체중도 급격하게 줄어들었다. 12킬로그램이 빠지자 정말 완전히 다른 사람이 되었다. 여기저기서 예뻐졌다는 소리를 듣게 되었을 것이다. 이런 칭찬이 포기하기 쉬운 다이어트를 가능케 한다. 심정은 님은 두 달간의 집중치료 후 본인 스스로가 108배를 하고, 식단을 조절해가며 다이어트를 하고 있다. 108배 운동이 특히 스트레스로 인한 비만에 탁월한 효과가 있음을 보여주는 사례다.

운동도 열심히 하는데 왜 살이 안 빠지죠?
: 최일영 님(가명, 남, 35세)

다이어트와 관련하여 일반인들이 오해하는 사실들 가운데 하나는 다이어트에 있어 운동의 효과에 대한 지나친 맹신이다.

운동은 최고의 다이어트 방법이다. 적당한 유산소 운동은 체지방을 연소시키고, 아울러 신체의 각종 대사를 원활하게 해 말 그대로 건강한 다이어트를 가능케 한다. 하지만 이것은 식단 조절이 제대로 되었을 때 얘기다. 아무리 운동을 열심히 하더라도, 식이 조절이 엉망이라면 운동으로 살이 빠지는 속도보다 음식물의 소화 흡수가 잘 되어서 살이 찌는 속도가 훨씬 빠를 수밖에 없다. 운동을 해도 식단 조절이 없다면 당연히 살이 찌는 것이다.

이러한 경향은 특히 남자들에게 많다. 여자들은 살을 빼려고 하면 일단 굶기부터 시작하지만, 남자들은 다이어트를 하려고 마음먹으면 헬스 이용권부터 끊고 본다.

운동은 특히 유산소 운동의 경우 체지방 연소와 다이어트 기간 중의 체력 관리, 그리고 다이어트 후의 요요현상 방지를 위해서 필수적이다. 하지만 운동만으로는 체중 조절, 체지방 조절에 있어서 식이 조절에 비해 현저히 효과가 떨어진다. 일반인이 체중 조절을 위해 운동만 한다면 아무리 열심히 하더라도 한 달에 2킬로그램 이상 감량하기 힘들다. 물론 이런 속도로 몇 달을 하게 되면 목표 체중에 도달할 수는 있겠지만, 문제는 그 몇 달간 꾸준히 운동을 한다는 게 생각처럼 쉽지 않다는 데 있다. 또한 그 기간 중 식욕이 좋아져 더 많은 음식을 맛있게 먹게 되고 소화가 잘 된다면 체중감량은 이미 물 건너간 얘기가 되기 쉽다.

최일영(가명, 남, 35세) 님이 그런 경우다. 최일영 님은 최근 급격히 불어난 뱃살로 고민하다가 마침내 운동을 하기로 마음먹었다. 3개월짜리 헬스클럽 이용권을 끊어놓고, 최소한 주 3회 이상 운동을 해왔다. 하지만 어찌된 일인지 키 172센티미터에 74킬로그램에 이르는 몸무게는 줄어들 기미가 보이지 않았다.

이유는 식단 조절이 따라주지 않아서였다. 최일영 님의 경우 평소 좋아하던 삼겹살을 먹지 않는 정도에서 식단 조절이 그쳤기 때문에 체중 감량이 지지부진할 수밖에 없었다. 나는 운동과 더불어 적정한 수준의 식단 조절이 필요하며 헬스를 하더라도 모임 등으로 매일 운동을 하는 것은 불가능하므로, 헬스 외에 매일 할 수 있는 유산소 운동인 108배의 필요성을 강조했다.

식단 조절에 있어서 삼겹살은 생각만큼 지방 축적의 원인이 되지 않는다. 그래서 삼겹살이 먹고 싶으면 차라리 공기밥을 먹지 말고 야채에 기름기 적은 삼겹살만 먹는 것으로 한 끼 식사를 하고, 그 외 식사는 3분의 2 공기 정도로 줄이도록, 아울러 습관적으로 하루 서너 잔씩 마시던 자판기 커피를 금지시켰다. 자판기 커피는 그 안의 설탕이 단순당이기 때문에 하루 서너 잔을 마시게 되면 우리 몸 안에서는 쌀밥 한 공기 정도에 해당하는 열량이 쌓이게 된다. 최일영 님의 경우 하루 밥을 세 공기 정도 먹는다고 했지만 과일, 커피, 각종 캔 음료를 합하면 실제로는 하루 다섯 공기의 밥에 해당하는 열량을 섭취해온 셈이다.

따라서 체중 감량 기간 동안 물 이외의 음료수를 철저히 제한하고 간식을 금지시킴과 동시에 토마토, 오이, 양배추 등 야채를 통한 무기질과 섬유소 공급을 늘림으로써 충분한 영양을 공급하면서 공복감을 없게 하였다. 또한 기름기 없는 보쌈이나 등심, 회 등은 충분히 먹도록 하였다. 이렇게 하자 3개월 동안 열심히 헬스를 해서 1.5킬로그램 줄었던 체중은, 1개월 만에 6킬로그램이 줄어들었다. 헬스에서 근력운동을 꾸준히 한 까닭에 다이어트 후에도 근육 소실은 거의 없었다. 줄어든 체중 중 90퍼센트 이상이 지방에서만 빠져나간 것이다.

운동은 가장 좋은 다이어트 방법이다. 하지만 운동만으로 살을 빼기는 어렵다. 식사와 운동, 생활습관, 체질을 고려한 정확한 섭생 지도가 뒤따를 때 안전하고 건강한 다이어트, 완전한 다이어트가 될 수 있다. 108배는 운동량 자체보다도 한번 습관을 들여놓으면 평생 지속할 수 있다는 점에서 그 어떤 운동보다도 요요현상 예방을 위해 적합한 운동이다.

다이어트에도 내성이 있다 : 이선미 님(가명, 여, 42세)

이선미 님은 작은 옷가게를 운영한다. 직업의 특성상 허리 등의 군살에 민감한 편이고, 다이어트라면 그간 시도하지 않은 것이 없을 정도로 전문가이다. 실제로 갖가지 다이어트 방법을 동원해 60킬로그램 초반대의 몸무게를 유지하고 있었다. 그런데 문제는 최근 극히 적은 식사량을 유지하고 있는데도 점점 군살이 붙는다는 것이다.

일상적인 식생활 패턴을 물어보니 아침에는 기능성 요구르트 하나, 점심에는 공기밥 반 공기, 저녁은 안 먹거나 모임이 있더라도 반 공기 이하로 먹는다고 했다. 공기밥 분량으로 보면 하루 총량을 따져도 한 공기 이하의 식사만 하고 있었다. 간식도 과일과 요구르트 외에는 별다른 걸 먹지 않았다. 운동도 열심히 하고 있었다. 벌써 2년째 문화센터에서 에어로빅과 요가를 번갈아가며 주 3~4회 정도 운동을 하고 있다고 했다.

문제는 그럼에도 최근 6개월 사이 5킬로그램 가까이 체중이 불어났다는 것이다. 이선미 님의 경우 섭취량을 따져보거나 운동량을 따져보아도 체중이 급격히 불어날 이유가 없었다. 문제는 지나치게 자주 다이어트를 시도했다는 데 있었다.

다이어트에도 내성이 있다. 무슨 말이냐면, 다이어트를 반복하는 사이 우리 몸이 소량의 식사에 적응해버린다는 말이다. 다시 말해, 극히 소량의 식사만 가지고도 우리 몸은 여기에 적응해 충분한 활동을 할 수 있고 일상 생활을 영위하는 데 전혀 불편을 느끼지 않게 된다는 것이다. 반복된 다이어트, 굶기식 다이어트를 통해서 이미 위장이 작아질 대로 작아져서 소량의 식사로도 공복감을 거의 느끼지 않으며, 또한 극히 적은 열량으로도 일상 생활을 할 수 있는 최저 섭취, 최고 효율의 몸 상태로 바뀌게 되는 것이다.

이런 현상은 특히 병적으로 다이어트에 집착하는 경우에 자주 볼 수 있는데, 이렇게 되면 이전보다 더 식사량을 줄여야 체중 감량이 가능하고, 그러다가 다시 요요현상이 생기면, 이미 줄어들 대로 줄어든 식사량을 또 극단적으로 줄여야하기 때문에 종국에는 어떤 다이어트 방식도 듣지 않는 내성이 생기게 된다.

이런 경우 해결책은 식단의 구성을 근본부터 완전히 바꾸고, 기혈순환을 통해 몸의 대사량 자체를 높이는 것이다. 현재의 탄수화물 위주의 식단에서 체성분 분석을 통해 상대적으로 부족한 것으로 드러난 단백질을 더 공급하고, 높은 부종지수를 낮추기 위해 염분 섭취를 줄이고, 기혈순환을 촉진시키기 위해 108배 운동을 시행했다.

아침은 두부와 삶은 달걀 흰자, 우유 등을 충분히 섭취하게 하였고, 당분이 든 요구르트는 금지시켰다. 과일도 과당 섭취를 제한하기 위해 야채로 대용할 것을 권하였고, 저녁 때 모임이 있다면 싱싱한 생선회나 소스가 없는 등심 등의 고기와 야채로 할 것을 권하였다. 더불어 체내의 대사율을 높일 수 있는 약을 처방하고, 침 치료를 병행하였다.

1개월 후, 65.7킬로그램이던 체중이 60.4킬로그램으로 21.7킬로그램이던 체지방이 17.6킬로그램으로 줄어들었다 체중은 5.3킬로그램이 줄어들었는데, 이 가운데 체지방이 4.1킬로그램이나 빠져나갔다. 충분한 단백질 공급이 근육 소실을 막아주었다. 또한 108배라는 규칙적인 운동으로 아침마다 찌뿌드드하던 증상도 사라졌다. 부종지수가 낮아지면서 몸이 가볍게 느껴졌으며, 야채를 많이 섭취하는 식생활로 바뀐 까닭에 다이어트 기간 중 변비도 오히려 좋아졌다.

다이어트도 자주하게 되면 내성이 생긴다. 제대로 된 다이어트로 식습관을 바꾸고 생활습관을 바꿔야 살이 빠진다. 사람이 바뀌어야 살이 제대로 빠지는 것이다. 108배 운동은 사람을 바꿔 놓을 수 있다. 비만 치료에 108배 운동이 유효한 이유가 여기에 있다.

108배 운동으로 비만에서 벗어나기

비만 치료에 적합한 운동은 어떤 것이며 어떻게 운동을 해야 할까. 무엇보다 중요한 것은 재미를 느끼면서 오랫동안 꾸준히 실천할 수 있는 운동이 가장 좋다는 것이다. 살을 빼는 데 특별히 좋은 운동이 따로 있는 것은 아니지만 체지방을 줄이려면 유산소 운동이 효과적이다. 운동할 때 소비되는 산소를 통해 체지방이 연소되는 효과가 크기 때문이다.

그러나 몸이 뚱뚱한 비만환자들이 과도한 유산소 운동을 하는 것은 생각만큼 쉬운 일이 아니다. 운동의 중요성을 누구보다 절감하고 있음에도 비만환자들이 일반인에 비해 운동을 하는 비율이 그리 높지 않은 것도 그런 이유에서다. 이들에게는 관절 등 신체에 무리를 주지 않고, 편하게 할 수 있는 저강도 유산소 운동이 적합하다.

이런 제반 사정을 감안할 때 108배야말로 비만에 가장 적합하고 가장 탁월한 효과를 기대할 수 있는 운동이다.

108배 운동을 할 경우 그 운동량은 얼마나 될까. 인제대 의대 부속 상계백병원 비만 클리닉 소장인 강재헌 교수(가정의학과)가 컴퓨터 프로그래머인 변종호 씨(29세)를 대상으로 108배의 운동량을 측정하는 실험을 했다.

강 교수는 변종호 씨에게 가슴과 입에 '에너지 소비량 측정기'(워크맨 같은 장치와 인공 마스크)를 달고, 10여 분간 108배를 실시하게 했다. 10분간 한 108배의 에너지 소비량은 87킬로칼로리로 이는 조깅을 10분 이상 한 것과 같은 높은 수치였다.

108배를 시간당 킬로칼로리 소비로 전환해 다른 운동과 에너지 소비량을 비교해 보았다.

1시간 동안 절을 하였을 때의 에너지 소비량은 518킬로칼로리였다. 한편 1시간 동안 쉬지 않고 운동할 경우, 걷기(4km/h) 240킬로칼로리, 등산 600킬로칼로리, 달리기(10km/h) 720킬로칼로리, 미용체조 300킬로칼로리, 배드민턴 360킬로칼로리, 수영(평영) 600킬로칼로리, 에어로빅(저강도) 360킬로칼로리, 자전거(9km/h) 240킬로칼로리, 축구 540킬로칼로리, 테니스 420킬로칼로리, 탁구 240킬로칼로리로 나타났다.

이러한 사실로 볼 때, 1시간 동안 절을 했을 때 운동 효과는 등산이나 수영을 1시간 한 것과 비슷하고, 에어로빅이나 자전거 타기, 배드민턴을 하는 것보다는 운동량이 많은 것을 알 수 있다.

강재헌 교수는 '평균인의 일주일 권장 에너지 소비량이 1천 킬로칼로리'라고 하면서 '108배를 아침저녁으로 빠짐없이 규칙적으로 수행하는 사람의 일주일 에너지 소비량은 1천 킬로칼로리를 넘는 수준이며, 따라서 108배 운동만 열심히 해도 비만 걱정 없이 건강을 유지할 수 있다'고 말한다.

이런 사실로 볼 때 좁은 장소에서 몸을 엎드렸다 일어나는 단조로운 형식의 이 108배 운동이 실은 상당한 에너지 소모를 가져오는 뛰어난 다이어트 운동이라는 것을 알 수 있다.

그뿐 아니라 108배는 전신의 굴신 과정에서 기혈을 활발하게 순환시켜 대사를 촉진함으로써 단순한 운동량 이상의 체중 감소 효과를 가져 올 수 있다. 또 우리 몸에 내재된 자연 치유력을 강화함으로써 비만으로 발생하기 쉬운 각종 무서운 병들, 고혈압이나 심장질환, 고지혈증 등에 대한 저항력을 길러 건강을 유지하는 데 탁월한 효과를 발휘한다.

아름다운 몸매를 원한다면, 그리고 건강한 신체를 원한다면 지금 당장이라도 108배 운동을 시작하는 것이 좋다. 비만 탈출을 위한, 건강하고 안락한 미래를 위한 지름길이 있다면 그것이 바로 108배 운동이다.

하루 108배, 내 몸을 살리는 10분의 기적

세상의 모든 벽을 허물고 하나로 통하다

_가톨릭과 개신교와 불교 그리고 국악인 김영동이 함께한 108배

창밖으로 어스름이 내린 저녁 7시 경, 성당의 한 교육관.

대금의 은은한 가락이 울려 퍼지는 가운데 이 성당 주임신부의 주관 아래 108배 절하기 행사가 펼쳐지고 있다. 국악 작곡가 김영동 씨의 명상 음반 「생명의 소리」 가락 위로 명상의 메시지가 하나씩 던져지고, 이에 맞춰 질서정연하게 모여 선 100여 명의 사람들이 저마다 차가운 바닥에 엎드려 절을 올리기 시작한다. 일 배, 일 배⋯⋯.

그런데 서로 어깨를 맞대고 나란히 서서 절을 올리는 사람들이 어딘지 이상하다. 신부복을 입은 신부님이 있고 수녀가 있고 성당의 신자들이 있다. 그런데 그 곁에 승복을 입은 스님이 있고 불교 신자들이 있다. 또 인근 교회의 목사님이 있고 교회 신도들이 있다.

더구나 성당에서 행해지는 이 행사의 명목이 '부처님 오신 날 경축, 생명의 소리 108배' 다.

하지만 가톨릭과 개신교, 불교의 성직자와 신도들이 함께 모

여 108배를 올리는 그 곳에는 어떤 종교적 이념의 갈등이나 반목도 들어갈 틈이 없을 만큼 화해롭고 평화롭다.

이런 놀라운 광경이 연출된 것은 지난 2005년 5월 11일, 대구 수성구 시지동 천주교 대구대교구 고산성당(주임신부 정홍규 아우구스티노)의 생생교육관에서의 일이다. 부처님 오신 날을 앞두고 스님과 신부, 개신교 목사가 화해와 평화를 다짐하기 위해 마련된 이 행사에 참가한 이들은 정 신부를 비롯한 성당 사람들과 조계종 은적사 주지 허운 스님과 신도들이다.

비록 따르는 종교는 다르지만 이 자리에 모인 이들은 다함께 종교 간의 벽을 넘어 모두가 공존하는 참된 평화와 생명을 기원하는 일념으로 일 배 일 배 절을 했다. 이날 행사에는 또한 국악인 김영동 씨와 대구 푸른평화운동본부 등 시민단체 관계자들도 함께 자리했다. 이날 정 신부를 비롯한 천주교 신자들은 우주와 생명을 이루는 109가지 원소의 의미에서 109번의 절을 했고, 불교 측은 108배를 올렸다.

행사를 주관한 정홍규 신부는 이전부터 108배를 하는 사제로 유명하다. 자신의 성당에서 108배를 매주 토요일 성당의 영성 개발 프로그램으로 활용하고 있기도 한 정 신부는 자신을 낮추고 생명을 공감하는 우리 전통 문화인 절은 불교뿐 아니라 가톨릭의 정신에도 부합한다며, 종교의 벽을 넘어 모두가 화해하고 평화를 이루기를 바라는 마음에서 행사를 제안했다고 한다. 그는 그 전달에도 대구 중앙로에서 마련된 지구의 날 기념 '108배로 참여하는 음악회'에 은적사 측과 함께 참가했다.

정 신부는 일찍이 '한살림운동'의 장일순(1928~1994) 선생을 만나 가톨릭 환경 운동에 관심을 갖고 생명, 환경 운동과 함께 우리 전통 문화 살리기에도 앞장서왔다. 그런 그가 이처럼 불교의 수행법으로 알려진 108배를 통해 종교적 화해와 지구생명운동에 동참하는 것은 108배가 가진 생명의 힘에 깊이 공감하였기 때문이다.

그는 자신의 성당에서 매주 토요일마다 108배를 성당의 영성 프로그램으로 시행하고 신도들에게도 권하고 있다. 이는 절이 요가나 참선처럼 신자들의 수양에 큰 도움을 줄 수 있다는 점에서 가톨릭의 수행 방법으로 적합하리라는 믿음에서다. 또한 온몸을 움직여 절을 하는 108배는 인도의 요가나 중국의 타이치보다 심신 단련에 더 효과적이기 때문에 신도들의 건강에도 유익하리라 믿고 있다. 종교를 초월하여 우리 민족이 공유한 문화이며, 생명운동과 공감할 수 있는 수행법인 108배는 세계화시켜도 좋을 훌륭한 우리 문화라는 것이 그의 주장이다.

한 일간 신문과의 인터뷰에서 나눈 다음과 같은 그의 말은 108배에 대한 그의 평소 생각을 잘 드러내고 있다.

초종교적이란?

"절이 불교만의 것이라고 얘기할 순 없지요. 절을 하는 것은 다른 종교에도 많지요. 자신을 낮추고 생명과 환경에 공감하는 것은 모든 종교의 정신입니다."

우리의 문화란 게 중요합니까?

"우리의 것이라는 게 중요합니다. 우리의 것, 토착적 영성관이 나와야 합니다. 종교는 문화나 풍습과 떼려야 뗄 수 없습니다. 절은 오래전부터 우리가 해오던 것이지요."

절이 생명운동과 공감할 수 있는 수행법입니까?

"자기를 낮추면서 몸과 마음을 닦는 것입니다. 마음으로 하는 기도도 중요하지만 몸이 같이 갈 때 더욱 좋습니다. 우리 전통의 수행 방법으로 종교를 표현함으로써 보편적인 가톨릭의 믿음을 더욱 넓힐 수 있습니다." (2005년 5월, 문화일보)

정홍규 신부와 함께 문화운동으로써의 108배 알리기에 앞장서고 있는 이가 국악인 김영동 씨다. 전통과 현대, 순수와 대중음악의 경계를 넘나들며 끊임없는 실험 정신으로 새로운 국악의 세계를 펼쳐 보여 온 김영동 씨는 「한네의 승천」「어디로 갈거나」 등의 귀에 익은 음악을 통해 국악의 대중화에도 크게 기여한 우리 시대의 대표적인 국악인이다. 그런 그가 108배의 매력에 빠져 108배 전용 음악이라 할 명상 음반 「생명의 소리」(The Sound of Life, 김영동음악제작소)를 낸 것은 널리 알려진 사실이다.

그간 명상음악과 대중음악, 종교음악의 교차점에서 새로운 생명 담론을 담은 음악과 가락, 소리를 모색해오던 그가 108배 운동에 관심을 갖고 이를 위한 음악을 만든 것은 한 시민운동단체의 모임에 참석한 것이 계기가 되었다.

지난 해 10월 중순 생명평화탁발순례단(단장 도법스님)이 지리산에서 생명평화대회를 가질 때 108배를 하는 순서에서 음악을 연주했다. 국악 작곡가로 이름을 얻기 전 그는 이미 뛰어난 대금 연주가이기도 했다. 참석한 사람들이 절을 할 때마다 산악인 이청산 씨가 개인의 문제 또는 환경이나 이라크 전쟁 등 사회성 있는 멘트를 한 마디씩 읊었다. 당시 뙤약볕 아래서 30여 분간 108배를 끝낸 사람들의 얼굴에는 저마다 환한 빛이 완연했는데, 이것이 김영동 씨에게 깊은 인상을 남겼다. 나로부터 시작하여 지구, 우주를 거쳐 다시 나로 돌아오는 과정인 절을 통해 환경 그리고 뭇 생명을 비롯한 주변을 둘러보는 계기가 되었다는 것이 그의 설명이다.

이후 그는 그동안 개인의 문제에는 다소 등한했던 생명환경운동이 절을 통해 개인의 몸과 마음을 맑게 하고 사회와 자연으로 외연을 확대하면 좋겠다는 생각에서 이 음반을 만들었다. 그의 음반 「생명의 소리」는 일 배마다 우리가 살면서 생각해야 할 명상의 말들을 넣어 이를 음악과 함께 들으며 절을 할 수 있도록 꾸몄다. 연극배우 김신기 씨가 낭송하는 이 명상의 말들은 김영동 씨와 이청산(부산금정산 생명문화축전 집행위원장) 씨가 만들었다.

1. 나는 어디서 와서 어디로 가는가를 생각하며 첫 번째 절을 올립니다.
2. 이 세상에 태어나게 해 주신 부모님께 감사하며 두 번째 절을 올립니다.
3. 나는 누구인가를 생각하며 세 번째 절을 올립니다.
4. 나의 진정한 얼을 찾기 위해 네 번째 절을 올립니다.
5. 나의 몸과 영혼의 귀중함을 생각하며 다섯 번째 절을 올립니다.
6. ⋯⋯

이렇게 음반은 은은한 국악 선율과 함께 한 번의 절마다 자신의 존재와 생명, 인간과 세계, 우주의 평화와 공존의 참된 의미를 일깨우는 말들을 화두처럼 던지며 이어진다. 이 음반을 발매한 이후 김영동 씨는 생명과 환경을 위한 각종 행사와 모임, 음악회 등에 초청을 받는 등 바쁜 나날을 보내고 있다. 우리 사회에서 108배에 대한 관심이 그만큼 증폭되고 있다는 반증이 아닐 수 없다. 108배를 하기 위해 이 음반을 구입하는 사람들도 늘어나고 있다.

김영동 씨는 이 음반 발매를 계기로 108배를 종교적 색채가 없는 일반적인 사회문화운동으로 확장할 계획을 세우고 있다. 그 또한 108배가 가진 신체적·정신적 의미와 효과를 누구보다 잘 알고 있기 때문이다. 내년 부처님 오신 날에는 서울 광화문 네거리에서 수만 명이 함께 모여 108배를 올리는 장관을 연출해 전 세계적으로 108배 운동을 알리고 싶은 게 그의 소망이다. 또한 그는 『하버드에서 화계사까지』의 저자인 미국인 승려 현각 스님에게 음반에 들어 있는 멘트를 영어로 번역하는 것을 의뢰할 생각이다. 108배 운동을 외국인에게까지 확산시킴으로써 우리 문화의 세계화에 이바지할 뿐 아니라 세계 평화에도 기여하겠다는 것이 108배 보급에 나선 김영동 씨의 바람이다.

제 5 부

절과 운동

근육을 강화시킬 수 있는 유일한 방법은 운동이다. 지속적이고 적절한 운동만이 신체 각 부분에 분포해 있는 근육을 튼튼하게 만들 수 있다. 운동은 우리 몸의 근육의 양을 증가시킴으로써 힘을 강하게 하고, 오랜 시간 반복해서 움직일 수 있는 능력을 향상시켜 준다. 무거운 기구를 이용한 웨이트 트레이닝은 근육의 양과 힘을 증가시키고 장시간에 걸친 유산소 운동은 근육의 지구력을 향상시킨다.

세계적으로 모든 종교에는 절하는 의식이 있고, 따라서 절은 종교적 의식의 하나로 유지되고 발전되어 왔다. 생활 예절로써 절이 행해지는 경우는 유교 문화권인 우리나라를 포함한 동북아 지역에 국한되어 있다.

절은 종교에 따라 그 형식과 방법이 조금씩 다르지만 자신을 바쳐 대상을 공경하고 받들고 섬긴다는 의미는 어떤 종교를 막론하고 대동소이하다. 형식에 있어서 조금씩 차이가 나는 것은 환경이나 생활습관 등 그 지역의 문화의 차이에서 비롯된 것일 뿐 무릎을 꿇고 머리를 상대의 발아래 조아린다는 데에는 크게 차이가 없다.

예를 들어 성경에는 사람들이 예수의 발에 입을 맞추는 이야기가 나오는데, 이는 기독교 나름의 절로써 불교에서 제자와 신도들이 부처의 발에 이마를 대고 입을 맞춘 것과 조금도 다르지 않다. 즉 종교적 대상에 대한 최대의 공경의 동작이 곧 절인 것이다.

단지 다른 점이라면 대부분의 종교에서 절은 예배 의식의 하나로 행해지는데 반해, 불교에서는 절이 의식을 넘어 종교적 수행의 차원으로 승화되었다는 점일 것이다. 오늘날 절에서 행하는 오체투지의 절 형식은 옛 인도의 요가 명상법인 아사나 요가 가운데 하나인 오체투지 행법이 불교와 만나면서 예배 의식과 수행법으로 정착되었다는 것이 일반적 견해다.

기독교의 경우 절은 현재 기도의 형태로 남아 있다. 즉 가톨릭에서 성모상 앞에 무릎을 바닥에 대고 두 손을 모은 채 고개 숙여 기도하는 것이나 교회에서 바닥에 무릎을 꿇고 앉은 채 두 손을 모아 쥐고 고개를 조아려 기도하는 것이 그것이다.

이슬람에서는 그 종교적 의식과 종교 생활의 엄격함 만큼이나 절도 매우 엄격하고 규격화되어 있다.

이슬람에서는 하루 다섯 번 예배를 하는데 이는 이슬람교도라면 반드시 지켜야 할 의무다. 예배는 해의 움직임에 따라 새벽(파즈르), 정오(주흐르), 오후(아스르), 일모(마그립), 밤(이샤) 등 하루 다섯 차례의 시간에 맞추어 행해진다.

새벽 예배는 동이 막 터올 무렵, 검은 실과 흰 실이 구분되기 시작할 때 드리며, 정오 예배는 하루 중 해가 한가운데 떠 있을 때이고, 오후 예배는 해가 기울기 시작할 때 드린다. 일몰 예배는 해가 막 떨어진 직후에 드리고, 밤 예배는 완전히 어두워져 흰 실과 검은 실이 구분되지 않을 때 드린다.

예배 전에는 반드시 몸을 청결히 닦은 후 예배를 드리는데 이를 '우두'라고 한다. 우두는 손-팔-입속-얼굴-머리-목-발의 순서로 닦으며 모든 부위를 세 번씩 닦는다. 우두를 행하지 않으면 예배를 볼 수 없고 만약 우두 없이 예배를 드리면 그 예배는 무효가 된다.

예배는 정해진 형식에 따라 진행되는데, 먼저 선 상태에서 팔짱을 끼고 코란의 제1장을 외우고 다시 짧은 구절을 외운다. 그후 두 손을 무릎에 대고 허리를 90도 숙인 상태의 반절을 하고 다시 몸을 폈다가 완전히 큰절을 하는데 이때 이마와 코끝이 바닥에 닿아야 한다.

절은 신체의 7개의 뼈를 바닥에 완전히 닿게 하는데, 7개의 뼈란 두 발끝, 두 무릎끝, 두 손바닥, 이마와 코를 말한다(이마와 코는 머리로서 하나의 뼈로 본다).

큰절을 한 번 한 후 허리를 펴 무릎 굽혀 앉은 자세를 했다가 다시 한번 더 큰절을 하는 것이 예배의 기본 단위가 되는 한 개의 '라카아트'가 된다. 예배마다 기본으로 하는 라카아트 수가 정해져 있는데, 하루 다섯 번 의무 예배에는 새벽에 2번, 정오에 4번, 오후에 4번, 일몰에 3번, 밤에 4번 등 하루 17번의 라카아트를 행하도록 정해져 있다.

하루 108배, 내 몸을 살리는 10분의 기적

불교를 믿는 국가라 할지라도 절이 수행의 방편으로 반드시 중하게 행해지는 것은 아니다. 위빠싸나 명상을 주로 하는 남방 불교 국가들 즉, 미얀마나 태국, 스리랑카 등지에서는 절수행을 거의 하지 않는다. 오체투지의 발상지인 인도에도 오늘날 절은 거의 남아 있지 않다. 종교적 이유뿐 아니라 열대의 뜨거운 기후 도 절이 수행의 방편으로 자리잡기에 어려운 장애가 되었으리라 짐작된다.

남방불교 국가들은 예불에서 절을 하는 방법이 우리와 약간의 차이가 있다. 부처께 삼배를 올릴 때 선 채로 합장한 다음 엎드 려 무릎 꿇고 두 손을 짚은 후에 이마를 바닥에 닿게 하는 것은 우리와 같지만 이후 두 번째와 세 번째 절을 할 때는 일어서지 않고 무릎을 꿇은 상태로 두 번 더 절을 해 삼배 한다.

중국, 대만 등 중화국가에서는 절수행을 행하긴 하지만 우리 처럼 천배나 만배 등 많이 하지는 않는다. 절하는 형식도 우리와 는 다른데, 중국에서는 가톨릭에서 무릎만 바닥에 대고 허리를 구부려 기도하는 것과 같은 형태로 절하거나 선 채로 허리를 구 부려 절한다. 하지만 중국에서도 티베트 불교를 믿는 사람들은 오체투지로 절수행을 열심히 한다.

우리와 비교적 비슷한 형식과 의미로 절수행을 행하는 나라는 일본이다.

하지만 세상에서 절을 가장 많이 하는 나라는 역시 티베트 불 교를 믿는 나라들이다. 중국의 티베트, 네팔, 인도의 라다크에서는 오체투지의 절이 거의 생활화되어 있을 만큼 열심히 절을 한다. 티베트 불교에서 스님이 되려면 반드시 10만 배의 절을 해야 하는 것으로 되어 있다. 또 수행자라면 평생 동안 10만 번 정도는 누구든 다 절을 한다. 중국 사천성에 사는 어느 티베트 불교 신자는 자신의 집에서부터 오체투지 (온몸을 쭉 펴서 완전히 땅바닥에 닿게 엎드림)로 순례를 시작해서 성지에 도착해 보니 30년이 걸렸다고 한다.

절수행이 가장 체계화된 것으로 알려진 티베트 불교의 절에 대해 소개한다.

티베트 불교와 절

티베트 불교에서 수행자는 주수행인 탄트라 수행을 본격적으로 행하기 전에 반드시 예비수행을 거쳐야 한다. 일반적으로 예비수행은 귀의, 배례, 금강살타수행, 만다라공양, 구루요가의 체계를 가지고 있는데 이 중 배례가 절수행이다. 수행자는 처음에는 50배, 100배 등의 형식으로 하다가 점점 그 횟수를 늘여나가는데 스님이 되기 위해서는 기본적으로 10만 배를 해야 한다. 오늘날 티베트 불교가 전 세계적으로 큰 영향력을 끼치는 종교로 성장한 데에는 달라이라마라는 뛰어난 종교지도자가 있기 때문이기도 하지만, 절수행을 포함한 이러한 철저한 수행 풍토에 그 까닭이 있으리라 생각된다.

티베트 불교에서 절은 행위는 동일하지만 그 의미는 불성을 깨친 자와 그 과정에 있는 자의 3가지 종류로 나뉜다. 즉 최고의 절은 불성을 깨친 자의 절이며 다음으로는 자신의 신체를 나누어 불보살과 일체의 중생에게 공양하는 마음으로 하는 절이며 마지막으로는 일반적으로 수행자들이 하는 절이다.

티베트 불교의 절 형식은 크게 합장과 오체투지로 나눌 수 있다.

먼저 합장을 할 때는 두 손바닥을 붙여서는 안 되며 손바닥 사이에 공간을 두어 피기 전의 연꽃과 같이 만든다. 이를 연화합장이라고 하는데, 곧 보리심의 발현을 상징하는 것이다. 합장한 후에는 합장한 손으로 정수리(이마), 목, 가슴 등을 건드린다. 여기에는 각각의 의미가 있다.

즉, 정수리를 건드릴 때는 '내 몸의 어두움이 사라지고, 붓다의 몸을 이루는 축복을 주소서' 라고 발원한다. 목을 건드릴 때는 '내 말의 어두움이 사라지고 붓다의 말을 이루는 축복을 주소서' 라고 발원한다. 마지막으로 가슴을 건드리며 '내 마음의 어두움이 정화되고 붓다의 마음을 이루는 축복을 주소서' 라고 발원한다. 이와 같이 합장을 통해서 신身, 구口, 의意 삼업을 정화시키고 나아가 보리심을 증진시킨다.

합장을 하고 난 다음 오체투지를 한다. 오체투지는 누차 언급한 바처럼 신체의 다섯 부분이 땅바닥에 닿게 하는 절인데, 경우에 따라서는 몸을 쭉 뻗어 땅 위에 엎드린 후 손바닥으로 무릎 위의 땅을 때리기도 한다.

이와 같은 절의 공덕에 대해 티베트 불교 신자들은 절을 할 때 몸에 닿은 흙의 알갱이 수만큼의 공덕이 쌓여 이 공덕으로 다음 생엔 전륜성왕轉輪聖王(인도신화에서 통치의 수레바퀴를 굴려, 세계를 통일·지배하는 이상적인 제왕)으로 태어난다고 믿는다. 그러나 게으른 마음으로 하면 안 된다. 절을 할 때 엎드린 상태에서는 반드시 재빠르게 일어나야 한다. 만약 절을 하다 엎드린 상태에서 쉬게 되면 좋지 않은 과보를 받는다고 믿는다. 예를 들어 손바닥으로 일어나지 않고, 꾀를 부려 손가락 관절로 일어나면 다음 생에 동물로 태어난다고 여긴다.

티베트 불교에서 절수행은 스님뿐 아니라 일반 신도들에게까지 일반화되어 있다. 신심이 뛰어난 신도들은 절을 하면서 성지를 순례하기도 하는데, 지난 총선 때 어느 여자 정치인이 하여 유명해진 '3보 1배'나 혹은 자기 키만큼 걷고 절하는 방식으로 한다. 놀라운 것은 이렇게 절을 할 때 앞에 냇물이나 구덩이 같은 장애물이 있더라도 부득이한 경우가 아니라면 결코 피해가지 않고 그대로 절을 하면서 간다.

하루 108배, 내 몸을 살리는 10분의 기적

16.
운동은 왜 해야 하지요?

나는 20년이 넘도록 한의원을 운영하면서 숱한 환자를 보아 왔다. 그중에는 한두 번 스쳐간 환자도 있고, 건강에 이상이 생길 때마다 10년이 넘게 나를 찾아온 환자도 있다. 또한 의사인 내 말 하나하나를 금과옥조로 생각하는 환자도 있지만, 당돌한 질문으로 나를 당황하게 만드는 환자도 있다.

지금도 생각나는 환자 가운데 한 명은 바로 그런 환자다. 50 대의 회사 중역으로 혈색이 불그스름하고 풍채가 좋은 전형적인 태음인이었는데, 온갖 보양식으로 건강을 유지하려던 환자였다. 그는 고지혈증에 혈압이 높았고 잦은 음주와 무절제한 식생활로 건강검진에서 지방간 판정을 받은 상태였다. 그 환자에게 절제 된 식생활과 적절한 운동을 하지 않으면 당뇨병이나 뇌졸중, 심근경색 등과 같은 심각한 질병에 걸릴 수 있다는 걸 말하고, 오늘부터 당장 운동을 시작하라고 하였다. 하지만 그 환자의 대답은 이러했다.

"운동은 왜 해야 하지요? 지금까지 운동 안 하고도 이렇게 버텨왔는데. 운동할 시간이 없어서 보약 먹으러 왔으니까, 약이나 지어주세요!"

보통의 환자 같으면 비록 시간이 없어 운동을 못하더라도 의사가 내린 '처방'이니 새겨들었겠지만, 이 환자는 사회생활의 성공을 바탕으로 매사에 지나치게 자신감을 가지고 있었던 터라, 보약과 건강식만으로 건강을 관리해온 자기 방식을 확신한 나머지 도무지 의사 말을 들으려 하지 않았다.

"내 나이 정도에 사회생활하면서 혈압이나 지방간 정도는 누구나 있는 것 아닙니까. 운동 좋은 것 다 알지요. 그래도 시간이 없으니 어떡합니까? 약이라도 먹어야지요."

이 환자는 오히려 의사인 내게 자신의 건강철학을 가르치려 들었다.

"술을 먹고 싶어서 먹습니까. 사회생활 하다보니까 어쩔 수 없이 마시게 되는 것이죠. 그래도 철따라 보약 지어 먹고, 건강에 좋다는 오가피, 홍삼, 글루코사민 빠짐없이 다 챙겨 먹으니까 이 정도라도 건강을 유지하는 것이지요……."

이 환자에게 그런 식의 건강유지는 한계가 있다는 것을 아무리 설득해도 도무지 말이 통하지 않았다. 108배 운동마저 시간이 없어 못하겠다고 하는 그에게 더 이상 무슨 운동을 권할 수 있겠는가.

임상경험을 통해서 보면 이 환자의 경우뿐 아니라 많은 사람들이 운동의 중요성에 대해 너무나 피상적인 인식을 갖고 있다. 운동의 중요성을 제대로 알지 못한다는 것이다. 운동의 효과와 그 중요성에 대해 제대로 안다면 절대 그런 식의 건강유지법을 고수하지 않을 것이다. 시간이 없다고? 건강보다 더 중요한 일이 세상에 어디 있다고 그런 말을 하는가?

그 환자는 어떻게 되었을까.

2년이 지난 어느 날 그 환자는 결국 나를 다시 찾아왔다. 혈압약 외에 당뇨 약을 추가로 복용해야 하는 처지에 놓이면서, 하루도 약 없이는 살 수 없는 자신이 너무 무기력하게 느껴졌다고 한다. "그때 선생님 말씀대로 식생활을 절제하고, 운동을 시작했으면 이렇게까지는 되진 않았을 텐데" 하면서, "그때 선생님이 얘기한 108배 운동이 생각나서 다시 찾아왔다"고 했다. 나는 시간이 없다는 그 환자를 위해 108배 운동을 진료실에서 시범을 보이며 직접 가르쳐줬고, 그 환자는 이번에는 진지하게 108배 운동을 따라했다.

몇 개월 후, 한의원 근처 길에서 우연히 그를 만났는데, 너무나 반갑게 인사를 하면서 108배 운동 자랑에 침이 마른다. 운동을 시작한 지 3개월이 지나고부터는 정기적으로 혈압만 체크하고, 혈압 약은 더 이상 복용하지는 않아도 되었다며 몇 번씩이나 고맙다는 인사를 했다. 내가 권한 108배 운동으로 또 한 사람이 건강을 되찾았다니, 의사로서 이보다 기쁜 일이 있겠는가.

"알면 보이고 보이면 사랑하게 되나니 그때 보이는 것은 이미 예전과 같지 않으리라." —『나의 문화유산 답사기』를 쓴 유홍준 교수가 인용한 어느 유학자의 절창은 운동에 대한 이해에도 꼭 같이 적용된다. 운동의 중요성과 그 효용을 제대로 안다면 우리는 오늘 당장이라도 운동을 시작하지 않을 수 없을 것이다.

학술적인 내용이 나와 조금 어렵더라도 찬찬히 읽어보자. 왜 운동이 필요한지, 운동은 우리의 무엇을 어떻게 향상시켜 주는지 정확히 알아야 우리는 운동을 제대로 이해할 수 있고, 그래야 우리의 몸을 제대로 사랑할 수 있을 테니까.

운동이 근육에 미치는 효과

평소처럼 계단을 내려가다가 마지막 계단에서 발을 헛디뎌 발목을 삐었던 경험, 별로 무겁지도 않은 물건을 들었는데 허리가 삐끗하는 느낌이 들더니 이내 꼼짝도 못하게 허리가 아팠던 경험, 누구나 이런 경험이 있을 것이다. 이는 우리의 근육이 그런 가벼운 운동량마저 제대로 소화할 수 없을 만큼 허약해져 있기 때문에 빚어지는 현상이다.

근육은 뼈를 잡아당겨 우리 몸을 지탱하거나 움직이게 하는 역할을 한다. 우리가 물건을 드는 등 육체적으로 힘든 일을 할 때, 운동을 할 때 대부분 이를 수행하는 것이 근육이다. 따라서 근육이 약하면 힘을 내지 못해 힘든 일을 하지 못할 뿐더러 강하거나 지속적인 운동도 불가능하다. 또한 바른 자세를 유지하는 것이 힘들어 요통 등의 질병이 생기기도 한다.

그러므로 근육을 튼튼하게 발달시키는 일은 몸매를 아름답게 가꾸는 것 외에 건강하고 활기찬 생활을 위해서도 반드시 필요하다.

근육을 강화시킬 수 있는 유일한 방법은 운동이다. 지속적이고 적절한 운동만이 신체 각 부분에 분포해 있는 근육을 튼튼하게 만들 수 있다. 운동은 우리 몸의 근육의 양을 증가시킴으로써 힘을 강하게 하고, 오랜 시간 반복해서 움직일 수 있는 능력을 향상시켜 준다. 무거운 기구를 이용한 웨이트 트레이닝은 근육의 양과 힘을 증가시키고 장시간에 걸친 유산소 운동은 근육의 지구력을 향상시킨다.

운동이 혈액에 미치는 효과

한의원을 찾는 환자들 상당수가 혈액순환이 원활하지 못해 현재의 증상을 앓고 있다고 말한다. 그런 생각이 전적으로 맞다고 할 수는 없지만, 혈액의 조성 상태와 순환의 문제는 건강을 유지하는 데 상당 부분 결정적인 역할을 한다. 혈액순환이 잘되면, 많은 증상들이 호전될 수 있다는 얘기다.

사람의 몸에는 대략 4~6리터의 혈액이 있다. 이 혈액은 뼈 속에 있는 골수에서 만들어진 후 심장의 박동에 의해 동맥·정맥 및 모세혈관을 통해 우리 몸을 끊임없이 순환하면서 생명체의 내적 환경을 적절하게 유지시킨다.

인체는 수많은 세포로 이루어져 있는데 이 세포들은 각자 맡은 역할을 수행하려면 산소와 영양분을 필요로 한다. 대기에서 받아들인 산소를 폐를 통해 공급받아 신체 각 부분의 세포에 전달하고, 또 위장관에서 흡수한 영양물질들을 세포로 운반해 주는 역할을 하는 것이 혈액이다. 그뿐 아니라 세포의 대사로 인해 생성된 노폐물을 신장, 폐, 피부, 장 등의 배설기관을 통해 배설시키는 역할을 하는 것도 역시 혈액이다.

혈액은 혈구 성분 속에 우리 몸에 침입한 세균 및 바이러스 등에 대항해 싸울 수 있는 백혈구와 항체 등을 가지고 있어 우리 몸을 질병으로부터 보호하는 중요한 역할을 한다. 건강한 신체에서 혈액은 끊임없이 인체를 순환하게 되는데 피가 깨끗하지 못하여 혈관 벽이 좁아지거나 혈전 등이 생겨 혈액의 순환이 순조롭지 않게 되면 심장질환이나 뇌졸중 등 갖가지 위험한 병이 생겨 생명을 위협받게 된다.

운동은 혈액을 정화하고 인체 각 부분의 순환을 원활하게 하는 데 중요한 역할을 한다. 운동을 한 직후엔 혈액 속에 산소 운반을 담당하는 적혈구 수가 5~10퍼센트 증가하고, 병원균의 침입으로부터 신체를 보호하는 백혈구 또한 상당히 증가하는 것으로 확인된다. 또한 운동은 혈액량을 증가시키고 혈관을 확장하

하루 108배, 내 몸을 살리는 10분의 기적

여 혈관을 막는 혈전을 빠르게 제거하는 데 효과가 있다.

장기간 규칙적인 운동을 할 경우 혈관 내에 있는 해로운 콜레스테롤이 감소하고, 혈관 내에 콜레스테롤이 쌓이는 현상을 방지하는 고밀도 지단백질의 농도가 증가한다. 이러한 콜레스테롤의 유익한 변화는 동맥경화와 고혈압을 예방하는 효과가 있다.

운동이 뼈에 미치는 효과

사람의 신체를 지탱하는 기둥 역할을 하는 것이 뼈다. 그 밖에도 뼈는 신체의 중요한 기관을 보호하는 기능을 하며 칼슘, 인 등의 무기질을 저장하고 무기질을 체내에 공급하며, 골수에서 적혈구와 백혈구를 생산하는 조혈작용, 근육의 부착점이 되어 인체의 운동을 가능하게 하는 등의 다양한 역할도 하고 있다.

흔히 뼈는 견고하게 고정된 것이라 생각하지만 뼈는 일정한 나이가 될 때까지 성장도 하고, 파손되면 회복도 할 수 있는 살아 있는 기관이다.

칼슘, 인 등 무기질의 저장 창고 역할을 하는 뼈는 딱딱하고 튼튼한 특성을 가지는데, 나이가 들면 뼈 속의 무기질이 빠져나가 강도가 점차 약해진다. 그래서 골절과 같은 뼈의 이상이 잦아지고 한 번 탈이 나면 회복도 느려진다. 이렇게 뼈 속의 무기질이 과도하게 손실되어 조그만 충격에도 뼈가 쉽게 부러지는 이러한 상태를 골다공증이라 한다.

골다공증은 흔히 '조용한 도둑'이라 불린다. 평소에는 통증이나 아무런 증상이 없다가 어느 날 갑자기 뼈가 부러지는 등 신체에 심한 고통을 주고, 그때서야 비로소 자신에게 골다공증이 있음을 알게 되기 때문이다.

인체가 최대 골량에 도달하는 30대 중반이 지나면 뼈가 생성되는 양보다 흡수되어 없어지는 양이 더 많아져 점차 골 소실이 일어난다. 그러다 노년기에 접어들면 골절 현상이 급격하게 증가한다. 연구조사에 따르면 65세 이상인 여성은 2명 중 1명, 남성은 5명 중 1명에서 골다공증에 의한 골절이 발생한다고 알려져 있다.

운동은 나이에 따른 자연적인 무기질의 감소를 지연시키거나 골 밀도를 증가시킴으로써 뼈를 튼튼하게 한다. 특히 폐경기 이후의 여성이나 중년 이후의 남성들에게 뼈의 무기질 손실이 급격히 일어난다는 사실을 고려할 때 이 시기에는 운동을 통해서 뼈를 튼튼하게 하는 것이 중요하다. 그리고 중년기 이후에 튼튼한 뼈를 유지하기 위해서 20~30대부터 운동을 통하여 미리부터 뼈를 튼튼하게 할 필요가 있다. 선택할 수 있는 운동으로 인체에 적당한 부하를 주는 웨이트 트레이닝, 조깅, 걷기, 등산 등이 좋다.

운동이 신경계에 미치는 효과

몸 안팎의 여러 가지 변화에 대처하여 몸의 각 부분의 기능을 종합적으로 통제하는 인체 내의 기관이 신경계다. 신경계는 내분비계와 기능적으로 연결되어 우리 몸이 환경의 변화를 받아들이고 이를 종합, 분석하여 몸이 그에 적합하게 반응하도록 신체 각 부분을 조절하는 기능을 담당하고 있다.

신경계는 크게 중추신경계와 말초신경계로 구분된다. 중추신경계는 신경계에서 통합, 판단, 명령을 내리는 중추적 기능을 갖고 있으며 뇌와 척수에 위치한다. 말초신경계는 다시 체성신경계와 자율신경계로 나누어지며, 체성신경계는 다시 감각신경과 운동신경, 자율신경계도 다시 교감신경과 부교감신경으로 세분된다.

일시적으로 운동을 할 때에는 주로 자율신경계의 역할이 커지게 된다. 자율신경계는 인체 기능의 자율적 조정을 주로 담당하고 있는 신경으로서 체내의 심장, 혈관, 소화관, 내분비선 등에 분포하고 있다. 자율신경계는 몸이 운동을 잘 수행하도록 교감신경을 흥분시켜 심장의 박동수와 혈압을 증가시키는 반면, 소화관 운동을 억제시킴으로써 보다 많은 혈액을 활동 조직, 특히 근육에 보낸다.

한편, 장기간의 유산소성 운동은 부교감신경인 미주신경의 긴장도를 증가시켜 안정시와 운동시 심박수를 감소시킨다. 또 장기간의 근력 운동은 운동신경을 발달시키는데 이러한 운동신경의 발달로 보다 많은 근섬유를 수축시킬 수 있게 됨으로써 더욱 큰 힘을 발휘할 수 있게 된다.

운동이 호흡계에 미치는 효과

인간은 생명을 유지하려고 끊임없이 산소를 흡수하고 이산화탄소를 방출하는 호흡을 한다. 이처럼 공기 중의 산소를 흡입하여 신체조직에 보내고, 각 조직의 대사 과정에서 생성된 이산화탄소를 신체 밖으로 배출하는 기관이 호흡계다. 호흡계는 폐를 중심으로 인두, 후두, 기관, 기관지 등으로 구성되어 있다.

호흡을 할 때 남들보다 산소를 더 많이 섭취한다는 것은 힘든 운동을 더 오래 지속할 수 있다는 것을 의미하기 때문에 건강과 체력에 아주 중요한 의미가 있다. 규칙적인 운동은 최대 산소 섭취량을 증가시켜 준다. 폐 환기량은 가장 힘든 운동을 할 때 일반적으로 분당 130~180리터까지 증가한다. 이런 폐 환기량은 운동을 지속적으로 한 경우 더욱 증가하게 되는데, 규칙적으로 운동을 하는 사람들의 경우 보통 사람들보다 많은 양의 공기를 들이쉬고 내쉴 수 있게 된다.

또한 규칙적이고 지속적인 운동은 호흡에 참여하고 있는 근육인 횡경막과 늑간근육을 발달시켜 환기 능력 및 산소섭취 능력을 향상시킨다. 즉 호흡 능력이 향상됨으로써 산소를 더 많이 섭취할 수 있게 되는 것이다. 또한 지구력 운동은 흉곽의 확장 능력을 향상시켜 호흡수를 감소시키는 효과도 있다. 이러한 흉곽의 발달은 성장기에 현저하게 나타나기 때문에 이 시기에 운동을 하는 것이 더욱 효과적이라고 할 수 있다.

운동에 대한 동기부여를 분명히 하기 위해, 근골격계와 순환

하루 108배, 내 몸을 살리는 10분의 기적

계, 신경계 및 호흡기계를 중심으로 각각 운동의 효과를 분석해보았다. 운동의 효과를 이렇게 분석적으로 기술하지 않더라도 이미 헤아릴 수 없이 많은 논문과 연구를 통하여 운동이야말로 식이, 스트레스 조절과 더불어 건강을 유지하기 위한 가장 중요한 요건이라는 것은 누구나 알고 있는 사실이다.

문제는 그것을 정확히 알고, 자신의 생활로 받아들이는 것이다. 막연하게 '운동하면 좋겠지'라고 생각만 하면 운동을 하지 않을 온갖 핑계가 생겨난다. 하지만 운동을 하지 않으면 이러 이러한 질병이 발생할 확률이 높아지며, 운동을 하게 된다면 내가 가진 이런 저런 건강상의 문제점들이 회복될 수 있다는 걸 정확히 인식하고 운동에 대한 동기부여가 제대로 된다면 운동을 하지 않을 수 없게 될 것이다.

또 하나, 운동이 좋다는 걸 제대로 인식하고 있더라도 실제로 지속적으로 효과적인 운동을 하고 있는 사람은 드물다. 그것은 무엇보다도 운동을 하려면 많은 시간과 노력, 비용, 그 밖의 기회비용이 희생되기 때문이다.

내가 108배 운동을 제안하는 이유도 여기에 있다. 운동이 우리의 건강을 위해서 절대적으로 필요하다는 걸 알고서 꼭 하고 싶은데, 여건이 안 되는 경우라면 나는 108배 운동을 권한다. 108배는 언제든 어디서든 돈 들이지 않고 누구나 할 수 있으면서도 뛰어난 효과를 지닌 운동으로서 몸뿐 아니라 마음까지 건강하게 되살려준다.

생활 예절로써의 절

우리 사회는 예로부터 유교적 전통이 강해 상대를 대하
는 예절로써의 절 예법이 매우 발달하였다. 우리 생활에서
하는 다양한 절 형식을 간략히 소개해 본다.

✽ 절의 기본 동작

●● 공수법 拱手法 ●●

절을 하기에 앞서 어른 앞에 두 손을 모아 잡는 공수법도 상대와 상황에 따라 각각 다르다. 어른을 모시거나 의식 행사에 참석하면 공손한 자세를 취해야 하는데, 이때 두 손을 공손하게 앞으로 모아 잡는 것을 공수라고 한다.

① 남자의 평상시 공수는 왼손이 위로 가게 두 손을 포개 잡는다.
② 남자의 흉사시凶事時 공수는 오른손이 위로 가게 두 손을 포개 잡는다.
③ 여자의 평상시 공수는 오른손이 위로 가게 두 손을 포개 잡는다.
④ 여자의 흉사시 공수는 왼손이 위로 가게 두 손을 포개 잡는다.
⑤ 공수할 때 손의 모습은 위의 손으로 아래 손의 등을 덮어서 포개 잡는데, 두 엄지손가락은 깍지 끼듯 교차시킨다. 그 이유는 넓고 긴 예복의 소매가 흘러내려 맨살이 드러나지 않도록 맞은편의 소매 끝을

누르고, 큰 의식 때 쥐는 홀笏을 쥐기 위해서다.
⑥ 소매가 넓은 예복을 입었을 때는 공수한 팔이 수평이 되게 올린다.
⑦ 소매가 좁은 평상복을 입을 때는 공수한 손이 배꼽에 닿도록 자연스럽게 내린다.
⑧ 공수하고 앉을 때 손의 위치는 남자는 두 다리의 중앙에 얹고, 여자는 오른쪽 다리 위에 얹으며, 남녀 모두 한 쪽 무릎을 세우고 앉을 때는 세운 무릎 위에 얹는다.

●● 읍례법 揖禮法 ●●

읍례는 장소 등의 사정으로 대상에게 절을 하기가 마땅치 않을 때 간단하게 공경을 표하는 동작이다. 엄밀한 의미에서 읍례는 예의의 표시일 뿐 절은 아니므로 밖에서 어른을 뵙고 읍례를 드렸다 하더라도 절을 할 수 있는 장소에 오게 되면 절을 해야 한다.
읍례의 기본 동작은 다음과 같다.

① 공수하고 대상을 향해 두 발을 편하게 벌리고 서서 고개를 숙여 자기의 발끝을 본다.
② 공수한 손이 무릎 아래에 이르도록 허리를 굽힌다.
③ 허리를 세우며 공수한 손을 밖으로

원을 그리면서 팔뚝이 수평이 되게 올린다.
④ 팔꿈치를 구부려 공수한 손을 눈높이로 올린다. (상읍례)
⑤ 공수한 손을 원위치로 내린다.

✱ 절의 종류

●● 큰절 ●●
남자는 계수배稽首拜, 여자는 숙배肅拜라 한다. 자기가 절을 해도 답배를 하지 않아도 되는 높은 어른에게나 의식행사에서 한다. (직계존속, 배우자의 직계존속, 8촌 내의 연장존속, 의식행사)

●● 평절 ●●
남자는 돈수배頓首拜, 여자는 평배平拜라 한다. 절을 하면 답배 또는 평절로 맞절을 해야 하는 웃어른이나 같은 또래 사이에 한다. (선생님, 연장자, 상급자, 배우자, 형님, 누님, 같은 또래, 친족이 아닌 15년 이내의 연하자)

●● 반절 ●●
남자는 공수배控首拜, 여자는 반배半拜라 한다. 웃어른이 아랫사람의 절에 답배할 때 하는 절이다. (제자, 친구의 자녀나 자녀의 친구, 남녀 동생, 8촌 이내의 10년 이내 연장비속, 친족이

아닌 16년 이상 연하자)

●● 절하는 횟수 ●●
남자는 양陽이기 때문에 최소 양수인 한 번, 여자는 음陰이기 때문에 최소 음수인 두 번을 한다.

●● 생사의 구별 ●●
사람에게는 기본 횟수만 하고, 죽은 사람에게는 기본 횟수의 배를 한다.

●● 절하는 시기 ●●
할 수 있는 장소에서 절할 대상을 만나면 지체 없이 절한다. "앉으세요" "절 받으세요"라고 말하는 것은 어른에게 명령하는 것이라 실례이다.

●● 맞절의 요령 ●●
정중하게 맞절을 할 때는 아랫사람이 하석下席에서 먼저 시작해 늦게 일어나고, 웃어른이 상석上席에서 늦게 시

작해 먼저 일어난다.

웃어른이 아랫사람의 절에 답배할 때는 아랫사람이 절을 시작해 무릎 을 꿇는 것을 보고 시작해서 아랫사 람이 일어나기 전에 끝낸다. 제자나 친구의 자녀 또는 자녀의 친구 및 16 년 이하의 연하자라도 아랫사람이 성년成年이면 답배를 한다.

✱ 남자의 절

● ● 남자의 큰절 : 계수배稽首拜 ● ●
① 공수하고 대상을 향해 바로 선다.
② 허리를 굽혀 손을 바닥에 짚는다. 이때 손은 벌리지 않고 가지런히 앞으로 모은다.
③ 왼쪽 무릎을 먼저 꿇는다. 그 다음 오른쪽 무릎을 왼쪽 무릎과 가지런 히 꿇는다.
④ 왼발이 아래가 되게 발등을 포개며 발뒤꿈치를 벌리고 둔부를 내려 깊 이 앉는다.
⑤ 팔꿈치를 바닥에 붙이며 이마를 공 수한 손등에 댄다. 차양이 있는 갓 이나 모자를 썼을 때는 차양이 손 등에 닿게 한다.
⑥ 잠시 머물러 있다가 머리를 들며 팔꿈치를 바닥에서 뗀다.
⑦ 오른쪽 무릎을 먼저 세운다.
⑧ 공수한 손을 바닥에서 떼어 세운 오른쪽 무릎 위에 얹는다.
⑨ 오른쪽 무릎에 힘을 주며 일어나서 왼쪽 발을 오른쪽 발과 가지런히 모은다.

● ● 남자의 평절 : 돈수배頓首拜 ● ●
큰절과 같은 동작으로 한다. 다만 큰절 의 ⑤번 동작에서 이마가 손등에 닿으 면 머물러 있지 말고 즉시 다음 동작 으로 이어 일어나는 것이 다르다.

● ● 남자의 반절 : 공수배控首拜 ● ●
큰절과 같은 동작으로 한다. 다만 큰절 의 ④번 동작, 발뒤꿈치를 벌리며 깊이 앉는 것과 ⑤번 동작, 팔꿈치를 바닥에 붙이며 이마를 손등에 대는 것과 ⑥번 동작, 잠시 머물러 있다가 머리를 들며 팔꿈치를 바닥에서 떼는 부분은 생략 한다. 공수한 손을 바닥에 대고 무릎 꿇은 자세에서 엉덩이에서 머리까지 수평이 되게 엎드렸다가 일어나는 절 이다. 또한 반절은 평절을 약식으로 하 는 절이라 이해하면 된다.

●● 여자의 큰절 : 숙배肅拜 ●●

① 공수한 손을 어깨높이로 수평이 되게 올린다.

② 고개를 숙여 이마를 공수한 손등에 붙인다(엄지 안쪽으로 바닥을 볼 수 있게 한다).

③ 왼쪽 무릎을 먼저 꿇는다.

④ 오른쪽 무릎을 왼쪽 무릎과 가지런히 꿇는다.

⑤ 오른발이 아래가 되게 발등을 포개며 발뒤꿈치를 벌리고 엉덩이를 내려 깊이 앉는다.

⑥ 윗몸을 반쯤 앞으로 굽힌다(이때 손등이 이마에서 떨어지면 안 된다. 여자가 머리를 깊이 숙이지 못하는 것은 머리에 얹은 장식이 쏟아지지 않게 하기 위한 것이다).

⑦ 잠시 머물러 있다 윗몸을 일으킨다.

⑧ 오른쪽 무릎을 먼저 세운다.

⑨ 일어나면서 왼쪽 발을 오른쪽 발과 가지런히 모은다.

⑩ 수평으로 올렸던 공수한 손을 원위치로 내리며 고개를 반듯하게 세운다.

●● 여자의 평절 : 평배平拜 ●●

① 공수한 손을 풀어 양 옆으로 자연스럽게 내린다.

② 왼쪽 무릎을 먼저 꿇는다.

③ 오른쪽 무릎을 왼쪽 무릎과 가지런히 꿇는다.

④ 오른쪽 발이 아래가 되게 발등을 포개며 발뒤꿈치를 벌리고 엉덩이를 내려앉는다.

⑤ 손가락을 가지런히 모아서 손끝이 밖(양 옆)을 향하게 무릎과 가지런히 바닥에 댄다.

⑥ 윗몸을 반(45도)쯤 앞으로 굽히며 두 손바닥을 바닥에 댄다. (이때 엉덩이가 들리지 않아야 하며, 어깨가 치솟아 목이 묻히지 않도록 팔꿈치를 약간 굽혀도 괜찮다.)

⑦ 잠시 머물러 있다가 윗몸을 일으키며 두 손바닥을 바닥에서 뗀다.

⑧ 오른쪽 무릎을 먼저 세우며 손끝을 바닥에서 뗀다.

⑨ 일어나면서 왼쪽 발을 오른쪽 발과 가지런히 모은다.

⑩ 공수하고 원래 자세를 취한다.

●● 여자의 반절 : 반배反拜 ●●

여자의 반절은 평절을 약식으로 하면 된다. 답배해야 할 대상이 한참 손아래 사람이면 남녀 모두 앉은 채로 두 손으로 바닥을 짚는 것으로 답배하기도 한다.

제 6 부

절하는 사람들의 '행복'을 전하는 언론 자료

사실 소영이는 몸이 무척 약한 편입니다. 태어난 지 6개월 만에 뇌에 생긴 물혹을 없애는 대수술을 받아야 했고 그로 인해 네 살이 되어서야 겨우 걸음걸이를 시작할 수 있었습니다. 아직도 뒤통수에 엄지손가락 두 배 쯤 되는 긴 흉터가 남아있는 소영이는 달리기를 하면 늘 꼴찌였고 더군다나 오래달리기는 두려움 자체라고나 할까요. 하지만 학교 선생님 권유로 매일 절을 시작하면서 확 달라졌습니다.

17.

"마음이 차돌 같으면
몸은 절로 따라오죠"

7년째 매일 삼천 배하는 부산 영도초교 정경희 교사

불꽃 속을 헤매이고 독사 굴에 깊이 빠져
나를 위해 남 해치니 자나 깨나 죄뿐이라
천생만생 쌓은 업장 큰 허공에 가득 차니
많고 많은 모든 허물 그 어찌 하오리까

거듭거듭 쌓인 의심 날날이 부수어서
모든 마군 항복받고 무상대도 넓히오며
살을 베고 뼈를 갈아 시방제불 섬기옵고
불을 이고 팔을 끊어 모든 법문 통달하리

— 예불대참회문 중

1996년 봄 정경희(46, 대영암) 씨는 대학 1년 후배이자 동갑내기 교사를 만나면서 운명이 완전히 뒤바뀌었다. 훗날 교사직을 버리고 비구니 스님이 된 그 친구는 정 씨에게 틈틈이 불교에 대한 얘기를 들려주었고 불서도 건네주었다. 그동안 삼배 한번 해본적 없던 정 씨였건만 친구가 들려준 부처님 가르침과 스님들의 말씀은 그의 가슴속에서 천둥처럼 울려 퍼졌다. '내가 이걸 몰랐을까.' '내가 왜 지금껏 이걸 모르고 살았을까.'

절망의 끝에서 절수행 시작

정 씨는 그동안 삶 자체가 고통의 연속이고 그저 꿋꿋이 견디어 내야 하는 건 줄로만 알았다. 찢어질 듯 가난한 생활이었기에 미술가의 꿈은 일찍 포기해야 했고 설상가상으로 고등학교를 졸업할 무렵 사고로 아버지마저 돌아가셨다. '우리 형편에 무슨 대학이냐' 며 반대하는 어머니의 뜻을 거스르며 선택한 교육대학. 그곳에서 서클활동을 하며 만난 8년 연상의 선배와 스물 셋에 결혼했다.

하지만 결혼은 정 씨를 행복으로 이끌어주지 않았다. 교사생활을 그만두고 건축설계를 하는 남편을 따라 서울로 상경했지만 얼마 되지 않아 남편이 음주 운전 차량에 치어 사경을 헤매게 된 것이다. 두 달 만에 겨우 퇴원은 했지만 남편의 몸과 마음은 만신창이가 됐고 그런 남편과 함께 고향인 부산으로 돌아와야 했다. 구멍가게를 운영하고 초등학교 임시교사 생활을 하며 생계를 꾸려가던 정 씨는 때마침 부활한 첫 임용고시에 합격해 다시 교사 생활을 시작했다. 그러나 정 씨의 삶은 여전히 순탄치 않았다. 갑자기 시누이가 세상을 뜨더니 얼마 뒤에는 시어머니까지 돌아가셨고 정 씨 자신도 위경련으로 수차례 응급실에 실려 가고는 했다.

"병이 가장 좋은 양약이라고 했잖아요. 제가 살아온 날들이 고통스럽지 않았다면 이 좋은 불법을 어찌 만날 수 있겠어요. 이제 지나간 날들도 모두 소중하고 감사할 뿐입니다."

정 씨는 이후 스펀지에 물이 스미듯 불교를 온 마음으로 받아들였다. 경전과 이런 저런 큰스님들의 책도 부지런히 읽었다. 특히 성철 스님의 『자기를 바로 봅시다』와 청담 스님의 『금강경 대강좌』를 볼 때는 감동이 전율처럼 밀려들기도 했다.

정 씨가 처음 절을 시작한 것은 96년 늦여름. 송광사 여름수련회에 다녀온 그 동료 교사로부터 그 곳에서 매일 500배씩 했는데 너무 좋았다는 얘기를 들으면서부터다. 정 씨는 처음 바쁜 일과 속에서 운동한다는 생각으로 108배를 시작했다. 그리고 정확히 3주 후 절 횟수를 300배로 늘렸다. 절은 힘들었지만 마음은 한없이 편안했기 때문이다. 특히 몇 달 뒤 거울을 유심히 들여다보면서 자신의 눈이 선하게 바뀌었음을 느꼈다. '이렇게 1년을 하고 또 1년을 하고 10년 동안 절을 하면 내 몸과 마음은 어떻게 변할까?'

하루 108배, 내 몸을 살리는 10분의 기적

그는 절 횟수를 500배로 늘렸고 한 달 뒤 다시 1천 배로 올렸다. 절을 하면 할수록 한없이 눈물을 쏟았고 그동안 모든 문제들이 나로부터 비롯됐음이 뼈저리게 와 닿았다. '나는 늘 누군가를 탓하고 원망하며 살아왔지만 나로 인해 내 어머니, 내 남편, 내 아이들은 얼마나 괴로웠을까? 누군가가 나를 행복하게 해 주기를 바라기에 앞서 나는 왜 먼저 그들을 행복하게 해주지 못했을까?

10년째 절모임 이끌어

절은 정 씨의 위경련을 말끔히 낫게 했을 뿐 아니라 마음속 깊은 그늘까지도 조금씩 걷어갔다. 그는 집에서 혼자 삼천 배를 하고 특히 학교 수련회 때 방갈로에서 3일 동안 삼천 배를 드렸다. 가슴 밑바닥에서 환희심이 용솟음쳤다. 이런 지극한 행복감은 처음이었다. '이런 좋은 법과 수행법을 만났다니……' 모든 것이 감사했다.

얼마 후 그는 다시 친구를 따라 제주도 법성사에 가서 삼천 배를 시작했다. 4일 간 절을 하고 부산으로 돌아가려 할 때 주지 천경 스님의 삼천 배를 21일 동안 해보는 게 어떻겠냐는 제안에 정 씨는 흔쾌히 약속했다. 그러나 당시 아침 9시부터 저녁 6시까지 계절 대학을 다녀야 했던 정 씨에게 이 약속은 결코 쉽지 않았다. 그는 새벽 3시에 일어나 4시간 동안 꼬박 죽기 살기로 절에 매달렸다. 허리는 당장 끊어질 것 같았고 무릎은 떨어져 나갈 것 같았다. 나중에는 무릎을 짚고 절을 해야 했고, 시간이 지날수록 이 기도만 끝마치게 해달라는 간절함뿐이었다.

'나는 내 마음자리를 찾기 위해 절을 한다. 내 몸이 자가용이라면 내 마음은 운전사다. 운전사가 자가용을 운전해야지 자가용 가는대로 운전사가 따라갈 수는 없지 않은가? 참회문 구절처럼 살을 베고 뼈를 갈아 시방제불 섬기옵고 불을 이고 팔을 끊어 모든 법문 통달하리라.'

한없이 나약해지는 마음을 추스르며 하루하루를 절로 채워나갔다. 그렇게 21일을 마쳤을 때 정 씨의 몸과 마음은 변해 있었다. 온몸을 내던지는 움직임 속에 한없이 고요한 세계가 있음을 확인한 것이다. 정 씨는 절이 좋았고 이 좋은 절을 많은 사람들에게 알리고 싶었다. 여기저기 아는 사람들에게 전화를 걸어 절을 권유했다. 남편과 아이들도 설득했다. 처음 냉담하던 남편도 매일 108배를 하기 시작했고 아이들은 엄마를 따라 절에 가 삼천 배를 시작했다. 정 씨는 학부형이나 친척 등 절하고자 하는 사람들을 모아 매달 백련암으로 향했다. 처음에는 십여 명 정도였지만 시간이 지날수록 인원이 늘어 나중에는 30~40명, 50~60명으로 크게 늘었다. 정 씨는 사람들에게 절을 권유하기 시작하면서 삼천 배 1백일 기도를 시작했고, 방학 때면 으레 제주도에 가서 매일 5000배 21일, 7000배 21일, 만배 21일 등 기도를 했다. 물론 처음 절과 함께 시작했던 능엄주도 평상시 21회 염송에서 방학 때면 108번으로 크게 늘었다. 그런 까닭에 절을 하지 않을 때면 그의 머리 속에서는 늘 능엄주가 돌아갔다.

"독에 물이 꽉 차 있으면 넘치잖아요. 절은 온몸을 던져 자기를 비워내는 작업입니다. 그 빈자리에 지혜가 생깁니다."

교사생활을 하며 끝마친 삼천 배 1백일 기도는 정 씨로 하여금 모든 것이 마음먹기 달렸음을 확인시켜 주었다. 또 원력은 자석과 같아서 그에 맞는 인연들을 끌어당겼다. 특히 처음 어린이들이 어떻게 삼천 배를 할까 싶었지만 매번 자신을 좇아 제주도 법성사에서 7일에서 21일간 매일 삼천 배를 하는 아이들도 방학 때마다 20~30명에 이른다. 심지어 큰딸은 대학 1년을 다닌 후 휴학하고 이백 일간 매일 삼천 배씩 하기도 했고, 모범생인 대학 1학년 둘째 아들 또한 중학교 2학년 때부터 매년 방학 때마다 21일간 삼천 배를 하기도 했다.

만 배 21일…… 매일 능엄주 21독

그런 정 씨가 지난 1999년 1월 다시 12년을 목표로 매일 삼천 배 정진에 들어갔다. 자신이 최선을 다해 정진할 때 남도 더 많이 도울 수 있다는 신념에서였다.

"몸이 힘든 걸 두려워마세요. 몸이 자리를 잡으면 마음은 절로 자리를 잡고 고요해집니다. 그렇게 해서 마음이 한결 같아질 때 참다운 행복을 발견할 수 있을 겁니다. 절은 욕망에 이끌리는 우리의 삶이 꿈임을 깨닫도록 해주는 거죠."

절하는 사람들의 '행복'을 전하는 언론 자료

수많은 사람들을 불문佛門으로 이끌고 있기에 그 보람이야 비할 바 없겠지만 여전히 차량을 준비하고 큰 목소리로 삼천 번씩 '지심귀명례~'를 선창하는 힘겨움은 여전히 정 씨의 몫이다.

남들이 잠든 새벽 4시, 홀로 일어나 매일 삼천배로 하루를 시작하는 정 씨. '이제는 온갖 유정 무정들의 성불을 위해 기도한다'는 그는 수행은 여건이 아니라 마음에 달렸음을 여실히 보여주는 원력보살이다.

— 『법보신문』 2005년 11월 16일 (부산, 이재형 기자)

18.
"한 팔 잃었지만 더없이 좋은 법 만나 참 행복 찾았죠"

염불행자 혜광 황규성 씨

전주시 외곽에 자리 잡은 완산구 삼천동. 널찍한 논밭을 지나 산기슭에 자리 잡은 이곳은 시내라는 말이 머쓱할 정도로 전형적인 농촌이다. 현대화가 비껴간 좁고 굽이진 마을길을 따라 터벅터벅 오르다보면 끝자락께 덩그러니 놓인 집이 나온다. 바로 황규성 씨가 사는 곳이다.

황 씨는 불혹을 훌쩍 넘긴 마흔 다섯 노총각으로 어머니와 단 둘이 산다. 가진 거라곤 여기저기 흩어져 있는 손바닥만한 밭떼기와 허름한 집, 거기에 한 팔마저 없는 황 씨지만 요즘 그는 누구보다 행복하다. 어머니의 허리가 비록 깊이 굽었음에도 여전히 정정하고 뒤늦게 시집간 유일한 여동생이 잇따라 예쁜 조카 둘을 낳았기 때문이다. 또 누가 있건 없건 늘 오래된 습관처럼 읊조리는 염불이 황 씨를 깊고 그윽한 행복으로 이끌고 있는 까닭이다.

농사꾼인 황 씨의 하루는 해뜨기 훨씬 전에 시작된다. 새벽 3시 30분이면 어김없이 일어나 향 하나 사루어 올린 뒤 2시간가량 정성껏 독경과 염불을 하고 108배까지 마치고서야 들녘으로 향한다. 지게를 걸머지고 밭으로 향할 때도 '나무아미타불', 한 손으로 삽을 쥐고 억척스레 땅을 팔 때도 '나무아미타불', 무럭무럭 잘 크라며 씨 뿌릴 때도 '나무아미타불', 밭 매고 거름 줄 때도 '나무아미타불' 잘 자라줘 고맙다며 거둘 때도 '나무아미타불…….' 지구가 태양을 중심으로 움직이듯 황 씨의 하루 일과도 염불을 중심으로 공전한다. 특히 지난해 안방을 염불당으로 꾸민 황 씨는 아침 식사 후에도 이곳에서 염불과 경전독송을 하고 잠자리에 들기 전에도 꼭 염불당에 앉아 기도와 발원으로 하루를 마무리한다.

황 씨가 독실한 염불행자가 된 건 힘겨웠던 그의 지난날과 무관하지 않다. 누구의 삶인들 고난이 없을까만 황 씨의 경우 특히 유별났다. 고등학교 졸업을 한 달 여 앞두고 친구들과 냉수마찰을 한 후 급성폐렴으로 죽음 일보 직전까지 가기도 하고, 몇 해 뒤 건널목에서 대형트럭 백미러에 치여 이가 부러지고 혀가 찢

겨져 나가기도 했다. 그러나 그의 운명을 뒤바꿔놓은 결정적인 사건은 그의 나이 서른 때인 1991년 3월 17일이었다.

갑작스레 친척집에 가야 했던 황 씨는 여느 때처럼 오토바이에 올라탔다. 희미한 헤드라이트 불빛마저 삼켜버리는 칠흑 같은 어둠, 거기에 부슬부슬 비까지 흩뿌리는 밤이었다. 한참을 달려 전주대학 입구를 지날 무렵이었다. 멀리 맞은편에서 달려오는 버스를 피해 황 씨는 핸들을 오른쪽으로 급히 틀었다. 그러나 정해진 운명이었을까. 갑자기 어둠 속에서 거대한 괴물이 불쑥 나타났다. 경륜장 공사를 위해 쌓아놓은 흙더미였다. 황 씨의 오토바이는 흙더미에 세게 부딪혔고 그의 몸은 붕 날아올라 건너편 달려오는 버스 밑으로 내동댕이쳐졌다. 순간 폐렴 후유증으로 은행을 그만두어야 했던 기억과 며칠 뒤 친구와 전기 관련 사업을 시작하기로 했던 약속이 스쳐갔다. 또 역마살이 낀 아버지 탓에 과부 아닌 과부가 되어 평생 홀로 농사지으며 자식들을 키운 주름진 어머니의 얼굴이 아프게 떠올랐다. '이제 끝이구나. 아! 어머니'

행주좌와에 "나무아미타불"

갑작스런 사고는 그의 왼팔을 앗아가고 꿈까지 짓밟아버렸다. 떨어져 나간 팔과 신경마비로 굳어져가는 나머지 한 팔을 지켜보며 그는 깊은 절망에 빠져들었다. '이렇게 살아 뭐하나' 하는 생각이 머리에서 떠나지 않았고, 하루에도 수십 번씩 죽음의 유혹이 밀려들곤 했다. 그러나 실행에 옮길 수는 없었다. 자신 만을 바라보고 있는 늙은 어머니와 아픈 동생이 끝내 눈에 밟혔기 때문이다.

황 씨는 마침내 죽을 각오로 살기로 결심했다. 아침이면 삽과 호미를 들고 밭으로 향했다. 생핏줄을 잡아당기는 듯한 고통을 참아가며 그는 애써 오른팔을 움직였고, 밤이면 집으로 돌아와 이런 저런 책을 닥치는 대로 읽었다.

'삶이란 무엇이고 죽음이란 또 무엇인가.' '나는 왜 이런 고통을 겪어야만 하는가.' 이웃의 끈질긴 권유에 교회에 나가보기도 했지만 궁금증은 커지기만 했다. 단전호흡, 기수련을 오랫동안 했지만 뱃속 밑바닥에서부터 뿜어져 오르는 목마름은 여전히 해소되지 않았다. 황 씨가 불교 서적을 읽기 시작한 것은 오랜 방황에 지칠대로 지친 지난 2000년 초였다.

일타 스님을 비롯해 여러 고승들의 책을 읽으며 그는 참선이야말로 자신에게 참다운 진리를 일깨워줄 것으로 확신했다. 이후 황 씨는 참선수행을 결심하고 이를 배울 수 있는 곳을 수소문했다. 때마침 한 절에서 곡성 성륜사를 추천했고 그곳에 연락해 보니 안거에 재가자도 참여할 수 있다고 했다. 일찌감치 동안거에 참가신청서를 낸 황 씨는 입방 3개월 전부터 가부좌를 트는 연습과 108배를 시작했다. 행여 선방에 들어가 다른 사람들을 좇아가지 못할까 하는 노파심에서였다. 또 염불과 참선을 병행하면 좋다는 말에 이왕 하기로 한 것 제대로 하자는 각오로 염불도 시작했다.

2001년 음력 10월 15일 성륜사에서 동안거를 맞은 황 씨는 참선과 염불에 자신의 전부를 쏟아부었다. 특히 그곳에서 만난 선용 스님은 황 씨로 하여금 극락정토는 정말 있으며 간절한 믿음을 갖고 염불하면 나와 주변이 행복해질 수 있다는 확신을 갖도록 했다. 그는 점심, 저녁 시간이면 일찍 공양을 마치고 뒷산에 올랐다. 그곳에서 그는 목이 터져라 '나무아미타불'를 불렀다. 부르면 부를수록 가슴 속이 뻥 뚫리는 기분과 함께 내면이 환히 밝아져 옴을 느꼈다. 살아오면서 이런 행복감은 처음이었다. 황 씨가 평생 염불행자의 길을 걷기로 발원한 것도 이때부터다. 더욱이 염불은 어머니와 동생도 쉽게 할 수 있는 수행법이라는 점도 황 씨를 더욱 기쁘게 했다.

안거를 마치고 돌아온 그는 행주좌와 어묵동정 염불이 끊이지 않도록 노력했고 그런 황 씨를 보며 어머니와 동생도 자연스럽게 염불행자가 되어갔다. 황 씨는 또 이듬해 겨울에는 양평 법왕정사를 찾아 한 달 동안 그곳에서 절과 염불수행을 하기도 했다. 특히 불편한 몸으로 3일 동안 1만 배를 마친 그는 주지 청견 스님으로부터 혜광慧光이라는 법명을 받았다. 법을 위해 과감히 팔을 잘랐던 달마의 제자 혜가 스님처럼 용기와 지혜를 갖춘 수행자가 되라는 격려가 담겨 있었다.

오신채 금하고 안방을 염불당으로

"고난이라는 것에 대해 생각해보곤 합니다. 제가 사고를 당하지 않았다면 이 좋은 불법을 어찌 만날 수 있었겠습니까? 제가 어찌 헛된 탐욕의 굴레에서 벗어나 정토를 꿈꿀 수 있었겠습니까? 저는 한 팔을 잃은 대신 그와 비교도 할 수 없는 참 행복을 찾은 거죠."

얼마 전 운전면허를 취득한 황 씨는 어머니를 모시고 이곳 저곳 절을 참배하고 매월 한 차례 있는 경주 미타사 염불정진법회에도 빠지지 않는다. 육식과 오신채를 하지 않는 것은 물론 만나는 사람들에게 '안녕하세요?' 라는 말 대신 '나무아미타불' 이나 '극락왕생하세요!' 라고 인사를 나누는 황 씨. 그는 진흙탕 속에서 하얗고 해맑게 피어오른 한 송이 연꽃이었다.

— 『법보신문』 2005년 12월 6일 (전주, 이재형 기자)

하루 108배, 내 몸을 살리는 10분의 기적

19.
"절을 하는 게 참 좋아요"

어린 수행자 소영, 성주, 승연이

부산 영도초등학교 5학년 최소영⒀ 양은 겨울방학이 시작된 지 며칠 되지 않았지만 눈코뜰새 없이 바쁩니다. 오랜 여행을 떠나기 앞서 꼭 읽어야 할 책들이 있고 숙제도 조금은 해놔야 하기 때문입니다. 하지만 그런 가운데에도 소영이를 온종일 두근거리게 만드는 게 있습니다. 그건 긴 여행에 대한 부푼 기대감이 아니라 '내가 정말 21일간 잘 견딜 수 있을까' 하는 불안감이랍니다.

몇 년째 매일 108~300배

지난 여름 소영이가 제주도 법성사로 처음 삼천 배 21일 정진을 떠날 때만 해도 조금은 자신이 있었습니다. 매일 아침마다

108배를 해왔고 어른들을 따라 매달 한번씩 삼천 배 철야정진에
도 꼬박꼬박 참석했었던 까닭입니다. 그런데 첫날이 지나고 둘
째 날 삼천 배를 끝마쳤을 때는 눈앞이 노랬습니다. 이렇게 21일
간을 해야 한다니……. 같이 절하는 비슷한 또래의 친구들이나
동생들 앞에서 대놓고 힘들다고 할 수도 없었기에 몰래 엄마한
테 전화를 걸어 울먹이기도 했었습니다. 그러나 일주일쯤 지날
무렵 끝까지 할 수 있다는 자신감이 붙었고 그때부터는 오히려
기분이 좋아졌습니다.

사실 소영이는 몸이 무척 약한 편입니다. 태어난 지 6개월 만
에 뇌에 생긴 물혹을 없애는 대수술을 받아야 했고 그로 인해 네
살이 되어서야 겨우 걸음걸이를 시작할 수 있었습니다. 아직도
뒤통수에 엄지손가락 두 배 쯤 되는 긴 흉터가 남아있는 소영이
는 달리기를 하면 늘 꼴찌였고 더군다나 오래달리기는 두려움
자체라고나 할까요. 하지만 학교 선생님 권유로 매일 절을 시작
하면서 확 달라졌습니다. 다른 친구들과 비슷한 시간에 오래달
리기를 완주할 수 있을 뿐 아니라 성격이 밝아졌으며 공부도 더
욱 잘하게 됐지요.

소영이는 요즘 두려운 마음이 들 때면 이번 '수행여행'을 끝
마치면 한 뼘 쯤 커져있을 자신을 떠올리고는 합니다. 특히 좋은
도반인 성주 언니와 승연이를 만나 함께 지낼 수 있을 거라 생각
하면 금방 기분이 좋아지곤 합니다.

중학교 입학을 앞두고 있는 홍성주(14, 내산초 6) 양은 이번 1월

하루 108배, 내 몸을 살리는 10분의 기적

4일부터 21일 동안 시작되는 삼천 배 용맹정진 참가를 두고 약간의 고민이 있었습니다. 다른 친구들은 중학교에 간다고 영어 학원을 비롯해 이 학원 저 학원 다니며 공부하는데 나는 하루 종일 절만 해서 될까 하는 생각 때문입니다. 그러나 엄마의 말씀을 듣고 금방 마음을 바꿔 먹었답니다. "성주야, 공부를 잘하려면 건강한 몸과 집중력이 있어야 한단다. 절은 시간을 낭비하는 게 아니라 몸과 마음을 튼튼히 하는 거란다. 네가 지금 하는 절이 나중에 아주 힘든 일이 있거나 어려운 시기를 보내야 할 때 무엇보다 큰 힘이 될 거야."

성주가 엄마의 말을 금방 받아들인 것은 절을 하면 공부에도 큰 도움이 된다는 걸 성주 자신이 누구보다 잘 알고 있기 때문입니다. 매일 삼백 배를 하고 있는 성주는 4학년 여름방학 때 일주일 동안 매일 삼천 배 한 것을 시작으로 그 후 방학 때마다 21일 동안 삼천 배를 했습니다. 그런데 신기한 것은 절을 하고 돌아와 뒤늦게 공부를 시작해도 다른 친구들보다 학원성적이 훨씬 좋다는 점입니다.

몸―마음 건강에는 절이 최고

그러나 성주가 절을 좋아하는 가장 큰 이유는 공부보다도 가족의 화목에 있습니다. 매일 천 배씩 하는 엄마야 그렇다지만 한때 약주를 많이 하시던 아빠도 술을 완전히 끊고 엄마처럼 매일

천 배씩 하는 굉장한 절수행자가 됐으니까요. 그리고 매월 셋째 주 토요일이면 모두 백련암에 가서 땀을 뻘뻘 흘리며 함께 절을 하는 것도 성주의 큰 즐거움이랍니다.

동평 초등학교 4학년 이승연(12) 양은 나이는 많지 않지만 절에 있어서는 누구 못지않은 '선수' 입니다. 불심 돈독한 엄마를 좇아 다섯 살 때부터 절에 다닌 승연이가 처음 삼천 배를 한 것은 초등학교 1학년 때인 여덟 살 때. 매월 삼천 배를 하는 엄마를 따라 절에 가 스님들과 놀기도 하고 또 맛있는 것을 많이 먹기도 했지만 어느 순간 나도 어른들처럼 해보고 싶다는 생각이 들었던 겁니다. 승연이는 한 배 한 배 열심히 절을 했습니다. 힘들어 그만둘까 하다가도 어른들의 따뜻한 시선과 칭찬을 들을 때면 절로 힘이 솟았습니다. 밤이 깊을수록 많이 졸렸지만 그럴 때일수록 더욱 큰소리로 부처님의 이름을 부르며 절을 했답니다.

"지심귀명례 보광불, 지심귀명례 보명불, 지심귀명례 보정불, 지심귀명례 다마라발전단향불, 지심귀명례 전단광불……"

그 뒤 승연이는 매일 108배를 시작했고 2학년 여름 방학 때는 삼천 배 14일에도 도전했습니다. 그리고 3학년 여름방학 때는 삼천 배 21일을 멋지게 끝마쳤고, 그 때부터 매일 하는 절의 횟수도 108배에서 300배로 높였답니다. 지난 여름 삼천 배를 21일 동안 할 적에 다른 때보다 훨씬 쉬웠던 것도 어쩌면 평소 더 열심히 절을 했기 때문인지도 모릅니다. 하지만 승연이는 엄마를 좇아가려면 아직도 멀었다고 생각합니다. 아빠는 자신보다 적은

108배를 하시지만, 승연이가 태어날 무렵부터 매일 절을 했다는 엄마는 얼마 전 다시 절 횟수를 크게 늘려 매일 삼천 배를 하기 때문이랍니다.

끈기–집중력 뛰어난 우등생들

승연이는 절을 하는 게 참 좋습니다. 매일 하는 삼백 배도 어렵고 삼천 배는 더욱 힘들지만 절을 할수록 부처님이 좋아지기 때문입니다. 또 이렇게 열심히 하는 절로 인해 지난 9월 돌아가신 할아버지가 극락왕생할 수 있기를 바라는 간절한 마음입니다. 평생 절을 열심히 할 거라는 승연이는 부처님처럼 많은 사람들에게 도움을 주는 훌륭한 사람이 되는 게 꿈이랍니다.

— 『법보신문』 2006년 1월 4일 (부산, 이재형 기자)

20.

"판사들은 108배 중"

빠듯한 재판 스트레스… 절하기로 정신 수양

대전 고법 형사1부 김병운 부장판사는 몇 년 전부터 108배를 시작했다. 지난 해 상반기에는 서울중앙지법에서 불법정치자금을 수수하거나 건네준 정치인들과 기업인들에 대한 재판을 진행하느라 잠시 그만두었지만 이들에 대한 1심 재판이 마무리된 지난해 7월부터 다시 108배에 들어갔다.

김 부장판사는 '절이란 온몸을 낮출 뿐만 아니라 마음도 낮추는 하심下心 행동이기 때문에 108배를 하고 나면 운동도 되지만 마음이 겸허해져서 좋다'며 '처음에 시작할 땐 108배도 하기 힘들었는데 이제는 아침마다 10~20분 정도는 큰 어려움 없이 하고 있다'고 말했다. 김 부장판사는 매일 새벽 어스름에 홀로 눈을 뜬다. 아직 식구들이 잠든 시간이기에 집안은 고요 그 자체다. 그는 조용히 몸과 마음을 정갈히 하고 해가 뜨는 방향을 향해 조그만 방석 하나를 놓는다. 그리고 마음을 집중해 108배를 시작한다. 108배는 육체적 운동뿐만 아니라 탁월한 정신 운동이 되기도 한다.

처음에는 108배만해도 허리가 아프고 힘이 들지만 단련이 되면서 108배가 어느새 200배가 되고, 300배가 되어 버렸다. 절하기로 흠뻑 땀에 젖고 나면 매일 아침 그렇게 상쾌할 수가 없다는 것이 김 부장판사의 설명이다.

일선 판사들 사이에서 불교 수행의 한 방법인 '108배 절하기'에 대한 관심이 부쩍 높아졌다. 평소 천장 높은 줄 모르고 빼곡히 쌓여 있는 기록들을 보느라, 또는 빠듯한 재판 일정에 파묻혀 제대로 건강을 돌보지 못했던 판사들이 108배로 건강지키기에 나선 것이다. 방석 하나 외엔 별다른 준비가 필요 없다는 것도 108배 절하기의 매력이다.

108배는 단순히 종교의식이나 정치권에서 유행하는 '참회'를 위한 정치적 행위가 아니라 최근에는 '웰빙 다이어트 프로그램'으로 확산되고 있다. 특히 돌이 갓 지나 뇌성마비를 앓다가 일곱 살 되던 해 죽음을 선고 받았지만 성철 스님의 권유로 22년간 하루도 빠짐없이 1000배를 하면서 뇌성마비 장애를 이겨낸 한국화가 한경혜(30) 씨 이야기가 책으로 알려지면서 108배 인기가 건강요법으로 확산되고 있다.

— 『문화일보』 2005년 11월 8일 (이현미 기자)

"108배는 완벽한 육체–정신 운동"

'하루 108배…' 펴낸 김재성 한의학 박사

당뇨–아토피–무릎관절염–치매예방 특효

환자들에 절 지도…108배는 제2의 국민체조

"108배를 하면 우선 하체가 강화됨과 동시에 전신의 기혈의 순환이 활발하게 되어 병을 일으킬 수 있는 세포 속의 나쁜 독이 배출됩니다. 뿐만 아니라 스트레스로 찌든 우리의 정신을 안정시키고 강한 의지를 갖게 합니다. 강건한 신체와 안정된 정신이 하나가 된 몸을 그 어떤 병이 넘보겠습니까? 108배는 한의학의 건강법을 구체적으로 구현하고 있는 완벽한 운동입니다."

최근 『하루 108배, 내 몸을 살리는 10분의 기적』(아롬미디어)을 펴낸 '미소짓는 한의원' 김재성 원장은 "108배는 온몸을 적절히 활용하는 전신운동을 통해 신체 각 부분을 단련시키는 한편 마음과 정신의 안정을 이룸으로써 인체가 가진 면역력과 자연치유력을 극대화시켜 병을 예방하고 치료하는 건강법"이라고 밝혔다.

절을 제2의 국민체조로 보급하겠다고 서원을 세웠을 정도로 절 예찬론자인 김 원장이 절을 처음 시작한 것은 2001년 말, 막역한 사이였던 강민구 서울중앙지법 부장판사가 성인병으로 쓰려졌다가 절을 통해 불과 3개월 만에 완벽한 건강을 되찾으면서부터다. 김 원장 자신 또한 늘 피로에 지쳐 있었기에 아침이면 간신히 일어나고 하루 종일 만성적인 요통에 시달려야 했기 때문이다.

그렇게 108배를 시작한 지 2개월, 김 원장에게 놀라운 변화가 일어났다. 가뿐한 아침은 물론 소변이 맑아지고 듬성듬성하던 머리숱이 몰라보게 빽빽해진 것이다. 이때부터 김 원장은 한의원을 찾는 환자들에게도 직접 108배 시범을 보이고 절을 하도록 권유했다.

환자들 또한 결과는 대만족이었다. 만성피로의 은행원, 당뇨 · 비만 · 관절염 등 종합병원이 따로 없던 식당 아주머니, 주의력 결핍 및 과잉행동장애를 보이던 9세 어린이, 심한 아토피로 고생하던 젊은 여성, 고혈압 약을 끼고 사는 중년 남성, 여기에 다이어트에 실패한 사람들은 물론 중풍예방에도 탁월한 효과를 보였기 때문이다. 특히 무릎 관절이 아픈 환자들의 경우에도 오히려 108배를 통해 무릎 관절의 퇴행성관절염이 치유되는 예를 여러 차례 관찰할 수 있었다. 무릎 주변의 근육을 강화시키고 관절 내의 혈액순환을 줄여 통증을 줄이고 유연성과 지구력을 증가시켰기 때문이었다.

남녀노소를 막론하고 질병의 유무에 관계없이 108배가 권장

돼야 하는 이유로 김 원장은 다섯까지 이유를 꼽는다. 첫째, 시간 장소 비용에 구애받지 않고 손쉽게 행할 수 있다. 둘째, 운동의 실천율과 지속률이 다른 어떤 운동보다 높다. 셋째, 그 동작 하나 하나가 완벽한 전신운동으로 신체의 일부분만을 반복적으로 활용하는 운동보다 전신의 기혈순환에 절대적으로 유리하다. 넷째, 자신의 체력에 따라 얼마든지 완급 조절이 가능한 운동이므로 누구나 무리가 가지 않는 범위에서 충분한 운동량을 확보할 수 있다. 다섯째, 몸의 건강만을 돌보는 데서 그치는 것이 아니라 마음의 평화를 불러오고, 자기 삶을 성찰하는 기회를 가짐으로써 궁극적으로 삶의 행복감을 고양시킬 수 있다는 점 등이다.

김 원장은 "절을 하노라면 절로 마음이 넉넉해지고 밝아져 입가에 미소가 떠오른다"며 "108배를 자신의 건강법으로 받아들이면 그 과정에서 자연스럽게 절 수행에 담긴 불교의 훌륭한 정신세계로 나아갈 것으로 기대한다"고 밝혔다.

2006년 4월 4일
법보신문 이재형 기자

매일 108배 탈모 · 당뇨 '싸~악'

불교식 큰 절을 108번하는 108배는 번뇌를 소멸시키고 깨달음을 얻기 위해 행하는 불교 수행법이다. 그러나 최근 108배의 탁월한 운동 효과가 알려지면서 불교와 관련이 없는 사람들 사이에서도 108배 운동을 하는 사람들이 늘고 있다. 특히 한의사로, 108배의 건강 효과를 직접 체험한 바 있는 김재성 박사 같은 이는 108배야 말로 한의학의 기본원리와 매우 깊은 관련이 있을 뿐 아니라, 한의학적 운동법을 거의 완벽하게 구현하고 있다며 그 보급에 나섰다.

먼저 김재성 박사가 신간 '하루 108배, 내 몸을 살리는 10분의 기적'^(아롬미디어)에서 밝히는 체험담. 그가 처음 108배를 접하게 된 것은 2001년, 막역한 친구이던 강민구 서울중앙지법 부장판사가 성인병으로 쓰러졌다는 소식을 듣고 나서였다. 평소 건강하던 강 판사가 성인병으로 쓰러졌다는 소식을 받고 충격을 받았던 그는 그로부터 3개월 뒤, 강 판사가 108배를 통해 전보다 더한 건강을 얻었다는 소식을 듣고 또 한 번 놀란다. 강 판사가 투병 경험을 토대로 보내준 리포트, '108배 큰절 수련에 관한 경험적 연구'를 읽고 108배를 새로운 시각으로 보게 됐던 그는 108배를 직접 실천해 보기에 이른다.

처음엔 반신반의했으나 효과는 놀라웠다. 늘 피로에 못 이겨 간신히 일어나곤 하던 그가 108배를 시작한 지 일주일 만에 가뿐한 아침을 맞이한 것이다. 2주가 지나자 소변이 맑게 변하면서 소변줄기가 힘차졌다. 아침마다 108배를 한 지 2개월, 듬성듬성하던 머리숱이 몰라보게 빽빽해졌다. 하루 종일 침을 놓기 위해 허리를 구부리면서 일을 해 직업병이라고 생각했던 만성적인 요통도 깨끗이 사라졌다. 한의원을 찾는 많은 환자들에게 108배를 권한 결과도 예상 이상이었다. 고혈압을 고친 이, 비만에서 해방된 이, 당뇨를 완치한 이….

그 뒤, 김 박사가 만사를 제쳐두고 진행한 연구 결과에 따르면 108배는 인간이 생리적으로 가진 생명력과 자연치유력을 최대한 회복, 강화시켜 질병의 치유를 도모하는 한의학의 기본원리와 매우 닮아 있었다. 전신의 관절을 유연하게 하고 장부를 활성화시키며 기혈을 순환시켜 경락이 올곧게 흐르도록 하는 '최고의 경락운동'이었다는 것이다. 절을 시작하면서 양손을 맞붙이는 합장부터가 6경락을 한데 모아 흐르게 하는 자세로, 중년기의 화병이나 사춘기 아이들의 정서불안, 신경증, 집중력 장애에 탁효가 있는 것이었다. 엎드리기 전 두 팔을 들어 올리는 동작은 수(手) 6경과 족(足) 6경을 최대한 펴는 자세로, 각종 만성질환에 좋은 것이었고, 허리와 무릎, 발목을 차례로 구부리는 것은 중단전 부위를 자극하면서 명치 부근의 뻐근함과 가슴앓이 등을 치유할 수 있는 동작이었다. 땅을 향해 허리, 무릎, 발목을 접는 동작은 족(足) 6경과 하단전, 임맥, 독맥을 자극해 소화기능과 비뇨생식기능, 해독기능 등을 좋아지게 하고 전신의 기혈순환을 원활하게 하는 것. 요컨대 절을 시작하기 위해 양손을 모은 뒤, 오체투지를 하고 일어서는 동작에 이르기까지 모든 것이 정수리의 백회에서 발바닥의 용천혈, 사지말단의 정혈 등을 고루 자극하는 완벽한 온몸 운동이었다는 것이다.

김 박사는 "108배 운동은 신체의 건강 못지않게 정신의 평화와 안정을 꾀하며, 인간 존재 안에 자리 잡고 있는 생명력을 최대한 강화 발현시켜 건강한 상태를 유지하게 한다"며 "각종 스트레스로 시달리는 현대인에게 최고의 효과가 있는 빼어난 근육운동이기도 하다"고 강조했다.

2006년 3월 20일
AM7 김종락 기자

큰절 많이 하면 성인병도 잡는다

'108배 운동 전도사' 한의사 김재성 씨, 기혈 순환에 최고

우리네 절은 건강을 재는 잣대요 지킴이다. 오랜만에 절을 많이 하면 머리가 띵하거나 다리가 후들후들 떨린다. 운동 부족이다. 근육이 골고루 발달하지 못했다는 증거다.

절을 잘하면 건강을 되찾을 수 있다. 108배로 육체적·정신적 건강을 찾는 사람들이 늘고 있다. 한의사 김재성 씨는 환자에게 108배를 시켜 놀라운 효과를 보고 있다. 그의 책 '하루 108배, 내 몸을 살리는 10분의 기적' 은 스테디셀러다.

기막힌 좌우상하 균형 운동

김재성 원장 자신이 108배 효과를 먼저 봤다. 그는 "성인병으로 쓰러진 친구가 3개월 만에 회복했다는 말을 듣고 시작했다. 5년이 지난 지금은 하루를 여는 행사가 됐다"고 말했다. 머리카락이 무성해졌고, 침 놓느라 아팠던 허리가 튼튼해졌다.

노인성 질환이나 생활습관병 대부분은 운동 부족이나 잘못된

운동으로 기혈 순환이 막혀 온다. 기혈 순환만 잘되면 중풍이나 뇌졸중 같은 질환은 없어진다.

매일 108배를 하면 혈압·혈당까지 내려가고 다이어트까지 된다. 좌우상하 균형이 맞아들어 간다. 노인들은 잘못된 생활 습관으로 몸이 한쪽으로 기울어져 있는 사람이 많은데 서서히 돌아온다. 또 찬바람 쐬며 운동할 필요가 없다. 저강도 유산소 운동이라 노약자에게도 무리가 없다. 김 원장은 "15분 운동으로 이만한 효과를 내는 운동은 없다"고 못 박았다.

무릎이 아파 절을 못한다는 말은 잘못된 상식이다. 퇴행성관절염 환자의 무릎 통증 완화에도 좋았다. 반복하는 굴신운동으로 무릎 주위 인대와 근육을 강화시켜 무릎 연골로 가는 부담을 줄인다. 뇌성마비로 몸이 뒤틀린 사람도 3000배, 1만 배를 한다. 누구나 할 수 있다는 말이다. 척추 측만증도 치유한다.

김 원장은 "절하면 머리 온도는 내려가고 발의 온도는 올라간다. 특히 전중 주위의 온도가 내려간다. 양 젖꼭지 가운데 있는 전중혈은 스트레스를 많이 받거나 화병이 있는 사람은 누르면 아프다. 이 화병도 108배가 다스린다. 절하다 보면 분노가 눈 녹듯이 사라진다"고 절의 정신적 기능을 강조했다.

"절할 때 얼굴에 살짝 미소를 지으면 가슴속에 행복감과 평화로움이 솟고, 얽키고설킨 문제들이 풀리고, 기쁨·충만감·희망이 샘솟는다."

운동으로 하는 108배

그는 108배를 "기혈 순환을 원활하게 하는 경락 운동"으로 정의한다. 침·뜸 한 방보다 낫다고 말한다. 흐트러진 기운을 바로잡고 호흡과 마음을 다스린다. 양 손바닥을 붙이는 합장을 하면 좌우 손에 흐르는 경락이 통하게 되고, 무릎을 꿇고 펴는 운동을 하면 발에 흐르는 경락의 흐름을 자극한다. 용천·은백혈 등 좌우 361개 혈자리를 구석구석 자극한다.

그는 "매일 하는 것이 중요하다. 108배가 힘들면 9의 배수, 9배 또는 18배라도 해야 한다"고 강조했다. 108배가 불교 냄새가 난다고 해서 꺼리는 분을 위해 '운동을 위한 108배'를 개발, 보급하고 있다.

합장하기 전에 두 손을 돌려 준비 운동을 하고 무릎을 꿇은 다음에 하는 왼손을 오른쪽 가슴에 갖다 대는 동작과 오체투지할 때 양손을 귀 위로 올리는 접족례를 없앴다. 대신 108배를 하기 전에 합장한 상태에서 두 팔을 벌려 양팔을 펴서 한 바퀴 돌리는 준비 운동과 허리 굽히기 운동을 추가했다.

창문을 활짝 열어놓고 절을 한다. 숨이 가쁠 만큼 너무 빠른 속도로 하는 것은 피한다. 방석을 깔아 무릎과 다리가 닿도록 한다. 동작은 천천히 차분하게 리듬을 타면서 한다. 처음에는 자세를 정확하게 하는 것이 중요하다. 자세만 정확하면 호흡은 저절로 따라온다. 처음 할 때는 호흡에 신경 쓸 필요 없다.

108배가 끝나자마자 샤워는 금물이다. 가볍게 몸을 푼 뒤 따뜻한 감잎차를 한잔 마시며 기운을 갈무리한다.

　법왕정사(cafe.daum.net/sorisan)는 오는 31일 3000배 철야 정
진을 벌인다. 초심자에게 절하는 법을 지도한다. 무자년 새해엔
양로원을 돌며 어르신께 세배를 다녀보자.

2007년 12월 25일
일간스포츠 김천구 기자

108배로 내 몸의 기운 깨운다

완벽한 경락 소통법… 생명 흐름 원활
겸손함도 절로 생겨 마음의 병 치유

[기인명인열전11] '108배 운동법' 전도사 김재성 원장

수수께끼 하나. 하루 15분 남짓한 시간으로 가장 탁월한 운동 효과를 얻을 수 있는 운동은? 다른 사람은 몰라도 김재성 한의사에게 이를 물어보면 정답은 곧바로 튀어나온다. "108배 운동이요."

서울 성동구 성수2동에서 20년 넘게 한의원(미소짓는한의원)을 하고 있는 김재성 원장. 5년 전 절친한 친구의 권유로 '오체투지 108배 운동'을 시작한 그는 이제 스스로가 '108배 운동' 전도사가 되어 있다.

그는 큰 시간과 비용을 들이지 않고 건강을 유지하기 위한 가장 좋은 운동법으로 108배 운동을 강력 추천했다.

"좋은 줄은 알지만 꾸준히 하기는 정말 어려운 것이 운동입니다. 108배 운동은 몸과 마음을 동시에 치유하는 기적의 건강법입니다. 절을 하다 보면 상대방을 공경하는 마음, 나를 낮추는

겸허함, 조용히 자신을 뒤돌아보게 하는 힘이 생겨요."

그에 따르면 108배 운동은 온몸을 사용하는 전신운동이자 기혈순환을 촉진시키는 저강도 유산소 운동인 동시에 성장기 어린이부터 고혈압과 관절염을 걱정하는 중년층까지 그야말로 남녀노소 모두가 할 수 있는 평등운동이다. 또 따로 시간을 내고 돈을 들여가며 배우지 않아도 되며, 별다른 도구가 필요한 것도 아니다. 그저 절을 할 수 있는 반 평 정도의 공간만 있으면 충분하다.

그는 늘 인체와 건강에 대해 연구하고 또 사람의 병을 고치는 일을 업으로 삼아온 사람이지만 정작 자신의 건강에는 큰 관심을 기울이지 않았다. 한때 열심히 골프를 쳤고 볼링, 수영, 등산을 한 적이 있지만 운동이라기보다 도락이나 한때의 변덕에 가까운 것이었다.

그런데 친구의 권유로 시작한 108배 운동이 그의 삶에 새로운 활기를 불어넣어주는 계기가 됐다. 그의 친구는 공직에 있으면서 건강 돌보는 것을 소홀히 해 중증의 당뇨가 걸렸는데 108배 운동으로 건강을 되찾게 되었다고 한다.

108배 운동을 시작한 지 반년 만에 보약 이상의 효과가 나타났다. 김 원장은 아내와 세 아이에게 108배 운동을 강요(?)했다. 매일 아침 6시에 일어나 다 함께 108배를 했다. 불평이 돌아왔다. 그러나 가족의 건강을 위한 어쩔 수 없는 강행이었다. 서서히 온 가족이 108배에 재미를 붙이기 시작했다. 늘 과로에 지쳐 있던 김 원장도 피로와 잔병을 모르는 활기찬 중년을 맞게 된다.

"108배 운동으로 가족이 부지런해지고 건강해지고 화목해졌습니다."

친구가 그랬듯 그 또한 108배 운동을 주변에 전했다. 그의 한의원을 찾아오는 환자의 대부분은 만성적인 운동 부족이었다. 그는 침과 약과 뜸을 기본으로 하는 처방 외에도 환자들에게 틈틈이 108배 운동을 권유했다.

"절운동이 한의학적인 관점에서 볼 때도 가장 완벽한 경락소통법이에요. 경락은 우리 몸의 생명의 흐름입니다. 절운동은 경락운동을 가장 완벽하게 구현하고 있는 운동법입니다. 팔다리 관절을 움직이면서 몸의 12경락이 소통되는 것이지요. 108배가 부담스러운 사람은 9배, 18배, 27배 순으로 늘려나가면서 해도 괜찮습니다."

원래 108배 수행법은 불가의 전통 수련법 중에 하나. 김 원장은 전통적인 절 수행법에 운동 효과를 좀 더 보안해 '108배 운동법'으로 새롭게 이름 붙였다. 정통 오체투지엔 없는 어깨와 목운동을 보강한 것이 특징.

108배 운동 시 무릎 보호를 위해 방석 등을 사용하는 게 좋다.

운동으로써의 108배는

:: **합장하기**(얼굴에는 가벼운 미소를 띤다. 느리고 가늘게 코로 숨을 들이쉰다)

:: **양팔내리기**(호흡이 가쁠 정도로 빠른 속도로 절하는 것을 피한다)

:: **양팔 올리기**(아래로 내린 두 팔을 등 뒤로 힘차게 돌려 머리위로 올린다)

:: **허리 굽히기**(허리와 다리가 ㄱ자가 되게 한다. 두 다리와 두 무릎은 곧게 편다)

:: **바닥 짚기**(방석이나 좌구를 마련해 무릎을 보호한다)

:: **오체투지**(무릎을 꿇고 두 손을 바닥에 짚은 채 머리를 조아려 바닥에 붙인다)

:: **일어나기**(다리와 허리의 힘을 이용해 가볍게 일어난다)

:: **합장하기**의 순으로 이뤄진다.

108배 운동을 시작하면서 웃음(미소)의 중요성을 깨닫게 된 것도 큰 성과라고 말하는 김 원장. 미소를 띠며 겸허한 마음으로 108배 운동을 하면서 긍정적이고 감사하는 마음이 생겼다는 것이다. 3년 전 한의원 이름도 '미소짓는한의원'으로 바꿔버렸다.

"상냥하게 짓는 미소는 종종 약과 침과 뜸이 할 수 없는 놀라운 치유효과를 발휘합니다. 108배가 몸의 건강을 지키기 위한 신체적 운동이라면 웃음은 마음의 건강을 지키기 위한 정신적 운동이라고 생각하며 이를 실천하기 위해 노력하고 있습니다."

지난해 이 같은 경험을 바탕으로 환자를 맞던 서툰 손으로 '하루 108배, 내 몸을 살리는 10분의 기적'이라는 책을 펴낸 이유도 108배 운동으로 얻은 기쁨과 행복감을 많은 이들과 함께 나누고 싶어서다.

  오늘 걷지 않으면 내일은 뛰어야 하는 게 인생사의 진리다. 오늘 노력하지 않으면 머지않아 무거운 대가를 치러야 하는 게 곧 우리의 건강이다. 108배 운동법이 아무리 탁월한 건강법이라고 하더라도 이를 실천하지 않으면 별 소용이 없다. 죽는 날까지 건강한 삶을 누리고 싶다면, 혹 건강을 잃어버린 사람이 고통스러운 병에서 벗어나 건강한 생활을 하고 싶다면 지금 당장 108배를 시작해 보라는 것이 김 원장이 거듭 반복한 주장의 요체다.

2006년 10월 24일
스포츠월드 강민영 기자

[나의 웰빙 건강법]
한의학의 건강법 구현한 108배 운동 즐겨

사람이 산다는 것은 세상에 나와 인연을 짓는 것이다. 부모님을 만나는 것도, 누군가를 만나 사랑하고 결혼하여 사는 것도, 자식들을 낳아 기르는 것도 다 깊고 깊은 인연이 있기 때문이다. 직장에 나가 일을 하고, 누군가에게 전화를 받고, 버스나 전철을 기다리는 일도 다 나와 깊은 인연이 있기 때문이다.

내가 108배 운동과 인연을 맺게 된 것은 4년 전 친한 고교동창이 중증당뇨병으로 쓰러졌다는 소식을 들었을 때로 거슬러 올라간다. 그로부터 3개월 뒤 그 친구는 108배를 통해 전보다 더욱 건강해졌다는 소식을 전해왔다.

그렇게 나도 반신반의하면서 시작하게 되었는데 어느덧 나의 건강운동법으로 자리 잡은 지가 벌써 만 4년.

108배를 시작한 지 일주일, 늘 피로에 못 이겨 아침이면 간신히 일어나곤 했는데 108배로 아주 가뿐한 아침을 맞이할 수 있게 되었고 2주가 지나자 소변이 맑게 변하면서 소변줄기가 힘차게 나왔다.

하루도 빠짐없이 아침마다 108배를 하기 시작한 지 2개월 듬성듬성하던 머리숱이 몰라보게 빽빽해졌다. 하루 종일 침 치료를 위해 허리를 구부리면서 생긴 만성적인 요통도 깨끗이 사라졌다. 이렇게 되자 나는 한의원을 찾는 많은 환자들에게 108배를 권하게 되었고 그때마다 108배 운동이 지닌 탁월한 효과를 점점 더 확신할 수 있었다.

108배를 하는데 걸리는 시간은 대략 10여 분. 이 10분이 병든 몸과 마음에 끼치는 기적 같은 힘을 나 스스로, 또 환자를 통해 확인했다. 절하는 방법을 바꿔가면서 운동법으로써 가장 좋은 절 동작을 연구했고, 이 절에 108배 운동이라는 이름을 붙였다.

108배의 탁월한 점은 단순히 몸의 건강만을 꾀하는 것이 아니라 정신의 건강에도 매우 유익한 운동이라는 것이다. 무엇보다 이 운동은 시간과 장소의 구애를 받지 않고 간편하게 할 수 있고 따로 시간을 내고 돈을 들여가며 배우지 않아도 되며 별다른 도구가 필요한 것도 아니고 그저 절 운동을 할 수 있는 반 평 정도의 공간만 있으면 충분하다.

108배 운동의 뛰어난 점은 합장하고 무릎을 꿇고 고개를 숙이는 일련의 동작을 통해 자신도 모르는 사이에 저절로 마음의 평정이 찾아오고 스트레스로 찌든 정신을 안정시키고 강한 의지를 갖게 한다. 108배는 한의학의 건강법을 구체적으로 구현하고 있는 완벽한 운동이다.

고금을 막론해 되풀이되는 인생의 화두는 단연 '건강'이다. 건강해야 내 삶을 지탱하고, 미래를 준비하고, 남도 도울 수 있다. 그래서 TV에는 건강 프로그램이 빠지지 않고, 서점에는 매일 새로운 건강 서적들이 쏟아져 나온다. 몸에 좋은 음식부터 운동, 식습관, 마음가짐까지 건강에 관해 더 이상 나올 얘기가 없을 것만 같다.

108배 운동은 건강한 몸과 평화로운 마음에 이르기 위한 건강 비결이다. 한 배 또 한 배, 절을 해가며 나는 내 마음의 이기심과 나태함과 탐욕과 사기를 털어낸다.

보다 많은 분들이 108배 운동과 좋은 인연을 맺기를 진심으로 소망한다.

김재성
서울 마포구 미소짓는한의원장

2006년 6월 2일
민족의학신문

[사람속으로] '오체투지 108배 운동'

한의사 김재성 씨

우리는 누구나 몸의 건강과 마음의 평화를 얻길 바란다. 그러나 쉬운 일이 아니다. 현실은 몸의 건강을 위한 운동마저 턱없이 부족한 사람이 대부분이다. 전문가들은 건강에 도움이 되려면 1주일에 3번 이상 땀을 촉촉하게 흘릴 정도로 운동을 해야 한다고 충고한다. 그러나 이를 실천하는 사람은 얼마나 될까. 한 조사결과 성인의 경우 전체의 8.6%에 불과한 것으로 나타났다. '시간이 없어서' '마땅한 운동방법을 찾지 못해' '필요성을 못 느껴' 등이 이유였다. 어떤 운동을 시작하더라도 꾸준히 지속하지 못하는 경우도 많았다.

심신의 건강을 생각하는 사람이라면 한의사 김재성 씨(50 · 미소짓는한의원 원장)가 권하는 '오체투지 五體投地 108배 운동'에 관심을 가질 만하다. 김 원장은 108배 운동이 '국민운동' '제2의 국민체조'가 돼야 한다고 주장한다. 남녀노소 누구나 쉽게 배울 수 있으면서 운동 효과는 크다고 확신하기 때문이다. 오체투지란 불가佛家에서 하는 절로 양무릎과 양팔꿈치, 이마 등 몸의 다섯 부분을 바닥에 닿게 해 절하는 방법이다.

탈모·요통 등 치료·예방에 효과

"운동으로써의 108배는 우리에게 안성맞춤인 운동방법입니다. 완벽한 전신운동이요, 저강도의 유산소 운동입니다. 성인병 치료와 예방, 관리에 적합한 운동이지요. 15분 남짓한 짧은 시간의 운동이지만 효과는 뛰어납니다. 언제, 어디서나 간편하게 할 수도 있습니다."

김 원장의 108배 운동 자랑은 끝이 없다. 그가 108배 운동을 시작한 것은 4년 전이다. 평소 건강하던 친한 친구가 성인병으로 쓰러졌다가 108배 운동을 한 지 3개월 만에 건강을 회복했다는 소식을 전해 듣고서였다. 처음에는 믿기 어려웠다. 천주교 신자여서 108배에 대한 거부감도 있었다. 그러나 당시 건강이 좋지 않았던 터라 반신반의하면서 108배 운동을 해보기로 했다. 그러자 당장 효과가 나타났다.

"평소 피로에 못 이겨 아침이면 겨우 일어나곤 했는데 1주일이 지나자 가뿐하게 아침을 맞이할 수 있게 됐습니다. 2주일 후엔 소변이 맑아지면서 소변줄기가 힘차게 나왔습니다. 2개월이 되자 듬성듬성하던 머리숱이 몰라보게 빽빽해졌습니다. 하루 종일 허리를 구부리고 침을 놓느라 생긴 만성적인 요통도 씻은 듯이 사라졌습니다."

108배 운동의 효험을 체험한 김 원장은 가까운 지인과 환자들에게 적극 권하기 시작했다. 반응은 좋았다. 가족에게는 강요하다시피 했다. 108배 운동을 시작한 지 6개월쯤 뒤 동네 목욕탕에서 평소 안면이 있던 청년으로부터 "선생님, 몸이 참 좋아지셨네요"라는 말을 들은 다음 날부터다.

"청년의 그 말을 듣고 얼마나 기쁘고 신이 났는지 몰라요. 그날 집으로 돌아와 아내와 세 아이를 불러놓고 '선언' 했죠. 내일부터 아침 6시에 한 사람도 빠짐없이 108배를 해야 한다고. 난데없는 일에 가족의 불만은 많았지만 가족의 건강을 위해 강행했습니다. 좋은 것은 함께 나누는 것이 사랑이라 하지 않습니까."

그러면서 김 원장은 108배와 관련된 자료를 모으면서 절하는 방법을 연구했다. 운동 효과를 최대한 높일 수 있는 동작을 만들기 위해서였다. 불가의 오체투지는 무릎관절에 충격을 주기 쉽다는 점도 고려했다. 연구 끝에 몇 가지를 보완해 '운동으로서의 108배'를 만들었다.

일련 동작 통해 마음의 평정 찾아

108배 운동의 효과는 과학적으로도 검증된 적이 있다. 2004년 5월 동국대 강남한방병원에서 30대와 40대 직장인 남녀 각 2명을 대상으로 108배 운동 전후의 몸 상태 변화를 측정한 결과 동맥경화를 예방하는 '좋은 콜레스테롤'이 상승한 것으로 나타났다. 면역지표도 높아졌다. 또 복부 비만을 유도하는 스트레스 호르몬의 주범인 코티졸은 수치가 크게 낮아졌다. 실험대상자 중 108배를 꾸준히 해온 사람에게서 이 같은 효과는 더 컸다.

김 원장은 108배 운동의 뛰어난 점은 정신건강에도 매우 유익하다는 데 있다고 강조했다. 합장하고 무릎을 꿇고 고개를 숙이는 일련의 동작을 통해 자신도 모르는 사이에 '저절로' 마음의 평정이 찾아오고, 마음의 눈이 열리면서 자신을 성찰하게 된다는 것이다.

제2의 국민체조 정착돼야

그는 자신의 가족이 함께 108배 운동을 하면서 많은 변화가 있었다고 소개했다.

"평소 아침잠이 많던 식구들이 아침형 인간이 돼 활기차게 하루를 시작하게 됐습니다. 공부에 지친 아이들은 체력을 회복하면서 성격이 밝아지고 매사 적극적으로 변했습니다. 학습 집중력도 높아져 바라던 대학에 무난히 들어갔습니다. 부부나 가족 관계도 훨씬 좋아졌습니다. 특히 아이들에게 꾸중할 일이 있을 때 큰소리나 체벌 대신 함께 108배를 하면서 문제를 슬기롭게 해결할 수 있었습니다."

현재 국내에는 김 씨처럼 108배의 매력에 빠진 사람이 많다. 주로 불교신자들이지만, 천주교·기독교 신자나 일반인도 적지 않다. 특히 국악인 김영동 씨는 사회문화운동으로 108배를 전파하는 데 앞장서고 있다. 그는 올해 초 108배를 할 때 도움이 되는 '생명의 소리'란 음반을 냈다. 물소리·새소리·빗소리 등 자연의 소리와 대금·단소가 어우러진 명상음반으로, 낭송되는 108개의 글을 들으면서 108배를 할 수 있다. 그의 소망은 서울 광화문 네거리에서 수만 명이 108배를 하는 장관을 연출해 전 세계에 우리의 108배 운동을 알리는 것이라고 한다.

그동안 김원장이 주위 사람과 환자들에게 108배 운동을 권하면서 자주 듣는 질문이 있다. '절은 꼭 108번을 해야 하나' '무릎관절에 해롭지 않나'란 질문이 대표적이다.

"중요한 것은 절 운동을 통해 내 몸과 마음을 건강하고 평화롭게 하는 것입니다. 그렇다면 108배든, 107배든, 109배든 전혀 상관이 없겠죠. 심신을 닦는 일은 종교를 초월해 모든 사람에게 해당될 겁니다. 또 제가 권하는 108배 동작은 무릎관절에 무리를 주지 않습니다. 오히려 무릎근육을 강화시켜 줍니다."

김 원장은 오체투지 108배 운동이 자신에게는 천명天命과 같다고 했다.

"여러분, 지금 당장 시작하세요. 얼굴에 미소를 살짝 짓고 하면 더 좋습니다. 절하는 동안 가슴 속에서 행복감과 평화로움이 신선하고 맑은 샘물처럼 솟아오를 겁니다." 김 원장은 최근 그동안의 경험을 정리해 '하루 108배, 내 몸을 살리는 10분의 기적'이란 책으로 펴냈다.

2006년 4월 16일
경향신문 인터뷰-노응근 편집국 부국장

"언제 어디서나 가능한 108배 범세계적 수련법 되길 소망"

'108배 운동' 보급 한의사 김재성 박사

절은 염불, 독경, 참선 등과 함께 불교 수행법의 하나다. 수행의 목적은 스스로 자신을 낮추고 내 안의 부처를 찾음으로써 진정한 자신의 모습을 찾는 깨달음에 이르는 것이다. 불가에서 절이란 불교의 중요한 세 기둥인 삼보三寶, 즉 불佛·법法·승僧에 대한 애경의 행위다. 불교에서는 무릎을 꿇고 양 무릎과 두 팔, 이마가 바닥에 닿게 하는 오체투지五體投地의 모습으로 절을 한다. 이처럼 자신을 한없이 낮추고 상대를 극진히 높이는 행동을 통해 자신의 마음을 채우고 있던 오만을 버리고 겸손한 마음을 품게 되는 것이다. 행선行禪의 한 방법으로 행해지는 절은 마음뿐 아니라 몸의 건강에도 큰 도움을 주기 때문에 요즘은 불교신자뿐 아니라 일반인들에게도 활발히 보급되고 있다.

한의사 김재성(50·미소짓는 한의원 원장) 씨는 108배를 '값싸고도 값진 운동'이라고 말한다. 시간과 장소에 관계없이 어디서나 할 수 있으며 시간도 많이 들지 않아 경제적이고 운동 효과가 대단히 뛰어나기 때문이다.

김 원장은 매일 아침 6시에 온 가족이 함께 108배를 시작한다. 아내와 대학생인 두 딸과 고교생 아들 등 5명의 가족이 108배를 하는 데 걸리는 시간은 10~15분이다. 김 원장은 "시간과 장소에 구애되지 않고 바로 할 수 있으며 관절에 부담이 없고 정신을 가다듬고 지나간 시간을 반성하는 계기가 된다"며 "정신집중에도 좋아 자녀들의 학습에 도움이 돼서 원하는 대학에 모두 합격했다"며 108배의 효과를 자랑했다.

중증 당뇨병에 걸렸던 친구가 108배를 하면서 건강을 되찾았다고 해 108배를 시작하게 된 김 원장은 108배를 하면서 본인의 건강이 좋아짐을 스스로 느꼈다고 한다. 그는 "이전에는 환자에게 침을 놓기 위해 몸을 구부리는 경우가 많아 만성요통에 시달렸으며, 스트레스로 인한 탈모증세도 있었다"며 "그러나 몸을 굽혔다 펴는 굴신운동인 108배를 계속 하다 보니 허리와 관절이 튼튼해지고 탈모까지 없어졌다"고 말했다.

108배는 한의학적으로도 매우 뛰어난 운동이라는 김 원장은 "좌우 대칭운동으로 지속적으로 절을 반복해 기와 혈의 순환이 잘 되고 우리 몸에 흐르는 생명의 흐름인 경락의 순환이 활발해져 막혔던 경혈이 순조롭게 소통되고 심신운동이 저절로 된다"며 "생명의 흐름인 경락을 올곧게 흐르게 하는 경락운동법"이라고 소개했다.

지난해 그동안의 경험을 정리해 '하루 108배, 내 몸을 살리는 10분의 기적'이란 책을 펴낸 김 원장은 "108배 운동이 국민체조처럼 전 국민이 집에서 쉽게 하는 운동으로 정착하기를 바란다"며 "108배 운동은 좁게는 몸을 건강하게 만드는 뛰어난 건강법이며, 넓게는 갈등 대신 사랑과 관용으로 평화롭고 건강한 세상을 만드는 범세계적인 수련법이 될 수 있으리라 믿는다"고 말했다.

2007년 5월 23일
문화일보 이진우 기자

108배 건강법 아세요?

운동이 건강에 좋은 것은 누구나 잘 알고 있다. 그럼에도 불구하고 많은 사람들이 운동을 실천하지 못하고 있다. 이러한 현대인들의 운동 부족은 시간 부족과 장소의 협소함이 가장 큰 이유일 것이다. 그런 현대인들에게 딱 맞는 운동으로 주목받고 있는 108배 운동, 이 운동의 놀라운 효능 속으로 들어가 보자.

하루에 15분만 투자해서 협소한 공간에서도 운동을 할 수 있다?

이런 거짓말 같은 운동법이 바로 108배 운동법이다. 좋은 줄은 알지만 꾸준히 하기는 어려운 운동. 그런 걱정을 108배 운동을 통해 훌훌 날려버리자.

하루 15분, 반 평의 공간에서

'하루 108배, 내 몸을 살리는 10분의 기적' 이라는 책의 저자이기도 한 미소짓는 한의원의 김재성 원장은 "108배 운동은 따로 시가을 많이 투자하지 않아도 되고 따로 배울 필요도 없으며, 별다른 도구도 필요하지 않습니다. 그저 절을 할 수 있는 반 평

정도의 공간만 있다면 언제 어디서든지 가능한 운동법이지요"라
고 108배 운동법의 간편함에 대해 설명한다.

불교에서 흔히 수행법으로 행하던 108배에 운동 효과를 보완
시켜 운동으로 변신시킨 108배 운동은 한의학적인 관점에서도
가장 완벽한 경락 소통법으로 경락 운동을 정확하게 구현하고
있다. 또한 108배 운동은 어깨와 목운동을 보강시켜 온몸을 사
용하는 전신운동이자 기혈순환을 촉진시키는 저강도의 유산소
운동이다.

108배 운동법의 효능은?

108배 운동은 우선 반복적인 하체 운동으로 하체를 강화시키
고 전신의 기혈 순환이 활발하게 되어 병을 일으키는 세포 속의
독이 몸 밖으로 배출된다. 양손을 맞붙이는 합장은 마음을 안정
시켜주고 분노와 정서적인 긴장을 이완시켜주므로 중년층의 화
병이나 아이들의 정서불안, 신경질적인 성격, 집중력 향상에 큰
효과가 있다.

몸을 앞으로 구부려 허리와 무릎, 발목을 차례로 구부리는 동
작은 중단전 부위를 자극하여 울체된 기로 인한 명치 부위의 뻐
근함과 화병, 가슴앓이 등을 치유할 수 있다. 몸을 기울여 땅을
향해 머리와 무릎, 발목을 접는 과정에서는 족(足) 6경(위경, 비경,
방광경, 신경, 담경, 간경)과 하단전이 자극되어 해독기능과 소화기

능, 비뇨생식기능 등을 좋게 하고 전신의 기혈순환을 도와준다.

이러한 동작에 대해 김재성 원장은 "정수리의 백회에서부터 발바닥의 용천혈, 사지 말단의 경혈 등을 골고루 자극해주는 완벽한 몸 운동"이라고 설명한다.

남녀노소 누구나, 몸과 마음을 건강하게!

108배 운동의 또 다른 장점은 그야말로 남녀노소 누구나 가능하다는 점이다. 동작이 쉽고 간단하기 때문에 성장기 어린이에서부터 고혈압과 관절염을 걱정하거나 시달리고 있는 중·장년층까지 누구나 손쉽게 할 수 있는 평등운동이다.

김재성 원장은 108배 운동을 '몸과 마음을 동시에 치유하는 기적의 건강법'이라고 강조한다. 그는 "108배 운동은 몸에도 물론 운동으로써 좋은 효과를 가져 오지만 절을 하다 보면 상대방을 공경하는 마음, 나를 낮추는 겸허함, 조용히 자신을 뒤돌아보게 하는 힘이 마음까지도 치유하는 운동입니다"라고 말한다.

지금까지 시간과 장소 핑계를 대면서 운동을 미뤄왔다면 최소의 시간과 공간으로 최고의 효과를 가져 오는 108배 운동법으로 몸과 마음의 건강을 찾아보는 건 어떨까?

2008년 6월호
건강다이제스트 김은지 기자

세상에서 가장 아름다운 것은
당신의 미소입니다.

　사람이 산다는 것은 세상에 나와 인연을 짓는 것이다. 부모님을 만나는 것도, 누군가를 만나 사랑하고 결혼하여 사는 것도, 자식들을 낳아 기르는 것도 다 깊고 깊은 인연이 있기 때문이다. 사람을 만나는 일뿐 아니라 직장에 나가 일을 하고, 누군가에게 전화를 받고, 버스나 전철을 기다리는 일도 모두 다 나와 깊은 인연이 있기 때문이다.

　한 권의 작은 책을 세상에 내놓는 일은 그래서 기쁘고도 두렵다. 기쁘다는 것은 이 책을 통해 많은 이들이 108배와 인연을 맺을 수 있지 않을까 하는 기대 때문이고, 두렵다는 것은 이렇게 좋은 108배 운동을 내 볼품없는 필력으로 서툴게 소개하지 않았을까 하는 걱정 때문이다. 하지만 그것도 다 인연이니 이 책을 읽는 누구나 108배 운동과 좋은 인연을 맺기를 진심으로 소망한다.

　책을 집필하는 동안 이른바 웰빙 열풍이 불었다. 지인들은 108배 운동도 웰빙에 속하는 것이냐고 묻곤 한다. 나는 요즘 열풍처럼 번지는 현상을 웰빙이라고 한다면, 108배는 그런 웰빙에는 속하지 않는다고 말한다. 요즘 우리 사회의 웰빙 열풍이란 것이 그 속을 들여다보면, 자신이 가진 돈과 시간과 수고를 들여 건강이라는 상품을 사겠다는 행위일 뿐이다. 건강을 위해 값비싼 유기농 식품을 먹고, 건강한 몸을 만들기 위해 헬스클럽이나 요가센터로 달려가고, 편안한 휴식을 위해 값비싼 아로마 향을 피우는 것이 이른바 우리 시대의 웰빙이다.

하지만 돈과 여유로 건강을 사려는 이러한 우리 사회의 웰빙 바람은 진정한 웰빙 정신과는 상반되는 것이다. '건강하고 안락한 삶'을 뜻하는 웰빙은 원래 미국에서 반전운동과 민권운동 정신을 계승한 시민들이 현대의 고도화된 과학문명에 대항하여 자연주의, 뉴에이지 문화 등을 받아들이면서 모색하기 시작한 삶의 방식을 가리킨다. 그것은 신체의 건강을 도모할 뿐 아니라 현대의 물질주의를 거부하며 정신적인 평화와 안정을 추구하는 자연주의적 삶의 방식이다.

따라서 바람직한 모습의 웰빙이란 건강한 신체와 건전한 정신을 통해 평화로운 삶을 추구하는 생활태도를 뜻한다. 아무리 여유를 두고 본다 하더라도 작금의 우리 주위에서 벌어지고 있는 웰빙 열풍이 진정한 웰빙 정신에 부합한다고 보기 어려운 것이 사실이다.

사실 웰빙의 요체라 할 건강을 지킨다는 것, 건강한 삶을 유지한다는 것은 그렇게 요란을 떨 일도, 그리 어려운 일도 아니다.

육체로부터 일어나는 욕망을 절제하고, 규칙적으로 운동하는 습관을 지니고, 건강에 나쁜 생활 습관을 멀리하고, 좋은 먹을거리를 챙겨 먹는 방법이면 충분하다. 그런 생활을 한다면 '웰빙! 웰빙!' 하는 부산을 떨지 않고도 우리는 누구나 건강해지고 병든 몸을 회복시킬 수 있다. 즉 진정으로 웰빙할 수 있는 것이다.

건강한 육체는 건강한 생활 태도의 산물이다. 하지만 대부분의 사람들은 건강하기 위해서, 웰빙하기 위해서는 특별한 무언가가 있어야 하는 것으로 으레 생각한다. 건강은 이를 지키려는 생활 속의 노력과 실천으로 얻어지는 것이지 돈이나 여유와는 상관이 없는 것이다. 그리고 그 가장 좋은 실천은 바로 운동에 있다.

나는 이 책에서 건강을 유지하기 위한 가장 좋은 운동으로써 108배 운동을 소개하였다.

108배 운동이 가진 다양한 장점은 이 책의 전편에서 누누이 강조한 바다. 문제는 이를 잘 실천하여 자신을 위한 건강의 파수꾼으로 삼느냐는 것이다. 아무리 날카롭게 벼려진 창칼이라도 저 스스로는 파리 한 마리도 잡을 수 없는 법이다. 108배 운동이 아무리 탁월한 건강법이라 하더라도 이를 실천하지 않으면 별 소용이 없다. 결국 건강은 이를 위한 구체적인 실천을 할 때에야 비로소 이루어진다.

오늘 걷지 않으면 내일은 뛰어야 하는 것이 인생사 진리다. 오늘 노력하지 않으면 머지않아 무거운 대가를 치러야 하는 것이 곧 우리의 건강이다. 죽는 날까지 건강한 삶을 누리고 싶다면, 혹 건강을 잃어버린 사람이 고통스러운 병에서 벗어나 건강한 생활을 하고 싶다면 지금 당장 108배를 시작해보라는 것이 이 책을 통해 내가 거듭거듭 반복한 주장의 요체다.

몇 해 전 동네 목욕탕에서 있었던 일을 잊을 수 없다. 108배 운동을 시작한 지 반 년가량 지났을 때였다. 평소 안면이 있던 청년이 사우나에 앉아 이런 저런 이야기를 하던 도중 나를 향해 이렇게 말을 던졌다.

"그런데 선생님, 몸이 참 좋아지셨네요."

지나가며 건넨 사소한 이 한마디가 그날 하루 종일 얼마나 나를 기쁘게 하였는지 모른다. 그날 하루뿐이었으랴. 이후에도 청년의 그 말만 생각하면 절로 입가에 미소가 떠오르고 기분이 좋아지는 것을 어쩔 수 없었다. 어쩌면 빈말이었을지도 모를 그 말이 중년의 남성에게 얼마나 위안이 되고 기쁨이 되는지는 경험해 보지 않은 사람들은 모른다. 어쨌든 나는 그 말이 108배 운동의 결과라고 믿었다.

늘 인체와 건강에 대해 연구하고 또 사람의 병을 고치는 일을 업으로 삼아온 사람이지만, 정작 자신의 건강에는 큰 관심을 기울이지 않았던 것이 이전의 나였다. 운동에도 별 관심이 없어, 한때 열심히 골프를 쳤고 볼링이나 등산을 한 적도 있지만 그것은 운동이라기보다는 도락이나 한때의 변덕에 가까운 것이었다.

그런 결과 나이 마흔 고개를 넘어서면서부터 점점 한계를 모르고 불어나는 허릿살과 성기어가는 머리숱을 바라보며 공연히 우울하고 의기소침해지는 일이 잦아졌다. 그럼에도 정작 건강을 위해 운동을 시작한다는 등의 노력을 기울이진 않았다. 일이 바쁘고 정신적인 여유가 없다는 이유에서였다. 그랬던 것이 108배 운동을 시작한 지 불과 몇 달 만에 젊은 청년으로부터 그런 말을 들었던 것이다. 몸이 참 좋아지셨다니, 이 어찌 즐겁고 신나는 일이 아니겠는가.

그날 나는 집으로 돌아와 아내와 아이들을 불러 모아 선언했다. 내일부터는 가족이 한 사람도 빠짐없이 다 함께 108배를 시작할 것이라고……

이튿날부터 우리 가족은 아침 6시면 거실에 모여 함께 108배를 했다. 물론 처음 아내와 세 아이들의 불평은 적지 않았다. 난데없는 절을 시키는 아빠를 아이들은 마치 이상한 사람을 보듯 바라보았다. 뚱한 표정으로 투덜거리는 아내의 불평도 아이들 못지 않았다. 하지만 나는 가족들의 건강을 위하여 가족 모두의 108배 운동을 강행하기로 하였다. 좋은 것은 함께 나누는 것이 사랑이라 하지 않는가.

아내와 아이들이 아침마다 함께 하는 이 운동에 재미를 붙이기 시작하면서 우리 집은 많은 것이 달라졌다. 평소 아침잠이 많던 식구들이 이른바 '아침형 인간'이 되어 활기차게 하루를 시작하게 되었다. 대학 입시에 지쳐 있던 아이들의 체력이 회복되면서 성격이 눈에 띄게 밝아지고 매사에 적극적으로 변해갔다.

하루 108배, 내 몸을 살리는 10분의 기적

아이들의 학습에 대한 집중력이 높아지면서 학교 성적이 향상되어 위로 두 딸아이는 바라던 대학에 무난히 입학했다. 늘 과로에 지쳐 있던 나도 피로와 잔병을 모르는 활기찬 중년을 보내고 있다. 부부 간, 가족 간의 관계가 이전보다 훨씬 화기애애해졌음은 물론이다. 이 모든 변화가 이제는 유쾌하고 즐거운 가족행사가 된 108배 운동이 가져다 준 선물이라고 믿고 있다.

108배 운동은 이렇게 우리 가족의 삶을 바꿔놓았다. 명리학자들의 말에 따르면 세상사 일이 뜻대로 풀리지 않아 어려움에 처한 사람들이 자신의 운을 열기 위한開運 가장 좋은 방법이, 건강을 개선하고 정신의 수준을 높이는 길이라고 한다. 운동은 이처럼 인간의 삶을 변화시키는 힘이 있다. 우리 가족에게는 그것이 108배 운동이었다.

이 자리를 빌려 내가 108배 운동과 함께 내 인생을 지탱하는 두 개의 큰 기둥으로 삼고 있는 것을 소개하자면 그것은 웃음이다.

웃음이 건강에 좋다는 것은 새삼스러운 얘기가 아니다. 우리가 웃으면 뇌하수체에서 몸에 좋은 호르몬이 다량으로 분비되어 건강에 유익한 작용을 한다. 웃을 때 나오는 호르몬인 엔돌핀과 엔케파린은 모르핀의 200배에 달하는 효과가 있다. 어느 웃음 컨설턴트는 한번 웃을 때마다 200만 원어치의 엔돌핀이 나온다고 주장하기도 한다. 장수하는 사람들의 대부분은 웃으면서 즐겁게 삶을 살아온 사람들이다.

웃음은 환자의 치료에도 대단한 효과를 나타낸다. 내가 아는 한의사 한 분은 '환자를 두 번만 웃게 하면 그 환자는 낫는다' 고 말한다. 실제 병을 앓는 환자에게 웃음이 강력한 치료법이 되는 사례는 적지 않다.

또한 웃음은 자신의 건강뿐 아니라 인간관계에서도 큰 힘을 발휘하는 것을 자주 목격하게 된다. 비즈니스에서, 사랑에서, 우정에서 능력과 재능이 하지 못하는 일을 미소가 얼마나 훌륭히 해내고 있는가를 생각해보면 알 수 있는 일이다.

나는 108배가 몸의 건강을 지키기 위한 신체적 운동이라면, 웃음은 마음의 건강을 지키기 위한 정신적 운동이라고 생각하며 이를 실천하기 위해 노력하고 있다. 나 스스로 늘 미소를 지으려 노력할 뿐 아니라 병원을 찾는 환자와 가족들에게도 이를 적극 권한다.

내가 병원 이름을 '미소짓는한의원'으로 삼은 까닭이 여기에 있다. 상냥하게 짓는 미소는 종종 약과 침과 뜸이 할 수 없는 놀라운 치유 효과를 발휘한다. 미소로 환자를 편안하게 하고 환자를 미소짓게 함으로써 병을 물리치는 것, 이것이 환자를 대하는 내 마음가짐이자 의료방침이다.

하지만 웃는 일이 그리 쉽지만은 않은 것이 우리네 삶이다. 생각해 보라. 고해苦海라고도, 전장戰場이라고도 표현되는 우리 인생에서 마음을 풀어놓고 유쾌하게 웃을 일이 무에 그리 많을 것인가. 하지만 그렇다 하더라도 우리는 웃어야 하며, 웃기 위해 노력을 기울여야 한다. 억지로라도 말이다.

하루 108배, 내 몸을 살리는 10분의 기적

실제 모든 웃음은 스트레스를 해소해 주는 등의 적극적인 치료 효과가 있다. 즐겁기 때문에 웃는 것이 아니라 웃기 때문에 즐거워질 수 있는 것이다. 건강하기 때문에 웃는 것이 아니라 웃기 때문에 건강해지는 것이다.

현실을 바꾸는 것은 쉽지 않은 일이지만, 현실을 다르게 볼 수는 있다. 어렵고 고통스러운 현실을 일시에 바꾸는 것은 어렵지만 그것의 긍정적인 면을 발견하고 희망적으로 생각하는 것은 얼마든지 가능한 일이다. 현실을 긍정적으로 바라보고 기쁨을 발견하고 웃을 수 있는 것. 고통스러운 현실 속에서 웃음을 발견하는 것. 이것이야말로 우리가 세상을 살면서 반드시 배워야 할 최고의 삶의 지혜라고 나는 생각한다. 즐겁고 유쾌하게 살기보다 더 큰 철학은 있을 수 없다. 웃음에는 관용과 사랑과 낙관, 감사, 긍정 등 우리 삶의 모든 미덕이 녹아 있다. 그 모든 미덕이 우리의 몸을 통해 밖으로 표현되는 것이 곧 웃음이다.

뉴욕타임스 과학 전문 기자이자 『헬스의 거짓말』이라는 책의 저자인 니나 콜라타는 '운동을 하는 진짜 이유는 운동을 할 때나 끝냈을 때 기분이 좋기 때문'이라고 하였다. 내가 108배 운동을 하고 그 매력에 깊이 매료된 까닭이 여기 있다. 나는 절을 하는 것이 너무 편하고 즐겁다. 그리고 행복하다.

108배를 하노라면 절로 마음이 넉넉해지고 밝아져 입가에 미소가 떠오른다. 108배는 흔히 운동이 갖는 인내와 고통의 개념이 전혀 없다. 혼자 하는 운동이지만 여느 기구운동처럼 긴 시간

외로움을 견디며 극기하는 그런 운동이 아니다. 하는 동안 저절로 마음이 여유로워져 즐겁고 기분이 좋아진다. 신체를 튼튼하게 하고 마음을 편하게 해주는 108배 운동의 신체적 · 정신적 효과 탓일 것이다.

실제 절을 시작할 때 얼굴에 살짝 미소를 띠며 절을 해보라. 절을 하는 동안 가슴 속에서 행복감과 평화로움이 신선하고 맑은 샘물처럼 솟아오름을 느낄 수 있을 것이다. 얽히고설킨 실타래 같은 현실 속의 문제들이 어느덧 봄눈 녹듯 녹아내리며, 기쁨과 충만감, 새로운 희망이 샘솟는 것을 느낄 수 있을 것이다.

나는 이 기쁨과 행복감을 많은 이들과 함께 나누고 싶다. 또 그런 하나하나의 기쁨과 행복이 모여 우리가 사는 이 세상을 건강하고 풍요롭고 밝게 만들 수 있기를 간절히 바란다. 환자를 맞던 서툰 손으로 글을 지어 이렇게 책으로 상재하는 까닭이 여기에 있다.

아무쪼록 부족함 많은 이 책을 통해 어려운 시대를 살아가는 사람들이 고통과 고난과 좌절을 견디고 이겨 희망과 행복과 즐거움이 가득 찬 삶, 참다운 생의 행복을 누리는 삶의 주인공들이 되길 진심으로 바라마지 않는다.

지은이 김 재 성